临床泌尿外科诊疗新进展

LINCHUANG MINIAOWAIKE ZHENLIAO XINJINZHAN

杨兴忠　等 主编

U0362879

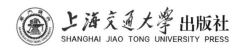
上海交通大学出版社
SHANGHAI JIAO TONG UNIVERSITY PRESS

内容提要

本书首先简要介绍了泌尿外科影像学检查的相关知识；然后重点从疾病的病因病机、病理生理、临床表现、辅助检查、诊断与鉴别诊断、治疗等方面介绍了泌尿生殖系统结石、泌尿生殖系统梗阻、泌尿生殖系统损伤、泌尿生殖系统畸形、泌尿生殖系统结核病、泌尿生殖系统寄生虫病、泌尿生殖系统肿瘤、泌尿生殖系统其他疾病。本书立足临床实践，可以为临床工作提供专业指导，借以提高临床诊断与治疗水平，主要适合从事泌尿外科的临床医务工作者学习参考使用。

图书在版编目（CIP）数据

临床泌尿外科诊疗新进展 / 杨兴忠等主编. --上海：
上海交通大学出版社，2021

ISBN 978-7-313-26081-9

Ⅰ．①临⋯　Ⅱ．①杨⋯　Ⅲ．①泌尿系统疾病－外科学
－诊疗　Ⅳ．①R699

中国版本图书馆CIP数据核字（2021）第257154号

临床泌尿外科诊疗新进展
LINCHUANG MINIAOWAIKE ZHENLIAO XINJINZHAN

主　　编：杨兴忠　等
出版发行：上海交通大学出版社　　　　　　　地　　址：上海市番禺路951号
邮政编码：200030　　　　　　　　　　　　　电　　话：021-64071208
印　　制：广东虎彩云印刷有限公司
开　　本：710mm×1000mm 1/16　　　　　　经　　销：全国新华书店
字　　数：202千字　　　　　　　　　　　　印　　张：11.5
版　　次：2023年1月第1版　　　　　　　　　插　　页：2
书　　号：ISBN 978-7-313-26081-9　　　　　印　　次：2023年1月第1次印刷
定　　价：198.00元

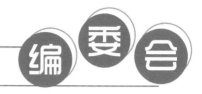

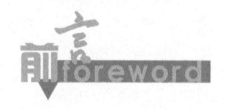

前言 foreword

随着现代医学技术的飞速发展和医疗救治水平的不断进步,泌尿外科疾病的诊断与治疗技术有了突飞猛进的发展,同时也推动泌尿外科各个领域迈向了新的高峰。因此,作为泌尿外科专业的医务人员,不仅需要具有扎实的泌尿外科学基础知识与实践训练,而且还需要掌握专业领域内新的诊断与治疗技术、治疗药物和手术方法。鉴于此,我们特组织从事泌尿外科工作多年,具有丰富临床诊断与治疗经验的一线医务工作者共同编撰了《临床泌尿外科诊疗新进展》一书。

本书首先简要介绍了泌尿外科影像学检查的相关知识;然后重点从疾病的病因病机、病理生理、临床表现、辅助检查、诊断与鉴别诊断、治疗等方面介绍了泌尿生殖系统结石、泌尿生殖系统梗阻、泌尿生殖系统损伤、泌尿生殖系统畸形、泌尿生殖系统结核、泌尿生殖系统寄生虫病、泌尿生殖系统肿瘤、泌尿生殖系统其他疾病。本书立足临床实践,可以为临床工作提供专业指导,借以提高临床诊断与治疗水平,主要适用于从事泌尿外科的临床医务工作者学习参考使用。

在编写过程中,编者们参阅了国内外近10年来泌尿生殖系统疾病的最新诊断与治疗进展,根据国情介绍了已被临床实践验证、得到广泛认可的最新诊断与治疗方法,可以让从事泌尿外科的临床医务工作者能够正确地运用现代医学先进的诊断技术、选择最恰当的诊断方法、选用最合理的治疗技术,使患者能够得到最好的治疗效果,对临床工作有一定的指导意义。

由于编写时间仓促,加之水平有限,书中难免有疏漏和谬误之处,敬请读者不吝批评与指正,以便再版时修正。

《临床泌尿外科诊疗新进展》编委会

2021 年 8 月

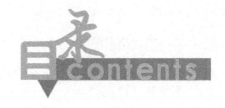

第一章

泌尿外科影像学检查

第一节 X 线 检 查

X 线检查是诊断泌尿外科疾病的重要方法。由于方式众多,技术不断改进,只有充分了解各种检查的优缺点、适应证,申请时才能做到有的放矢、准确把握,达到既减少患者痛苦又达到正确诊断的目的。造影检查不仅可通过拍片静态诊断,还可用电视、电影等方式动态观察,分析其动力学变化。

一、泌尿系统平片

不用任何造影剂的泌尿系统 X 线片称为泌尿系统平片,检查范围包括肾、输尿管、膀胱,是一种无痛苦、简单而常用的检查方法。可显示肾和腰大肌轮廓、不透光结石或各种钙化影等(图 1-1)。

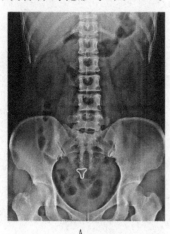
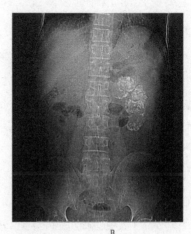

A   B

图 1-1　泌尿系统平片

A.正常泌尿系统平片;B.肾结核钙化

(一)适应证

(1)观察肾脏的位置、轮廓、大小和形状。

(2)观察泌尿系统有无结石、钙化,以提示有无必要进一步做造影检查。

(3)观察腰部软组织、脊柱、骨盆情况。

(4)泌尿系统造影前,常先拍平片作为对照。

(二)拍片前准备

拍片前清除肠道内气体、粪便,可有效提高诊断准确率,具体做法如下。

1.拍片前1天

少渣饮食,禁服含高原子序数元素(如铋、铁等)的药物,禁食易致胃肠胀气的食物(如豆类、含粗纤维的菜类等)。

2.拍片前12小时(前1天晚餐后2小时左右)

口服蓖麻油25~30 mL,或以中药番泻叶6~9 g泡茶饮。对于体弱或者儿童等不能服用泻剂者,在拍片前2小时,用生理盐水高位、低压清洁灌肠,注意防止将气体注入肠道。

3.拍片当天

早上不进食早餐,尽量排空大便。

(三)拍片操作

(1)患者仰卧于检查床上,不用任何造影剂拍前后位X线片。为确定结石、钙化阴影的深浅位置时,可加拍侧位片。

(2)主要检查肾、输尿管及膀胱。有特殊需要时,也可包括前列腺及尿道。

二、排泄性尿路造影

排泄性尿路造影亦称为顺行性或静脉尿路造影。排泄性尿路造影是用经肾脏排泄的含碘造影剂(如泛影葡胺等),经静脉注入体内,由肾小管细胞分泌并排泄到肾盏、肾盂、输尿管及膀胱时,掌握恰当时间,进行X线片,以达到泌尿系统显影的目的(图1-2)。其方法简单,不需要特殊设备和技术,能反映肾脏功能及尿路病变。

(一)适应证

(1)血尿、脓尿或排尿功能紊乱,疑有尿路病变者。

(2)受病情、年龄限制或尿路感染,不宜行逆行尿路造影者。

(3)受技术、设备条件限制,不能作膀胱镜检查及逆行尿路造影者。

(4)泌尿系统先天性畸形,逆行尿路造影不能全部显示者。

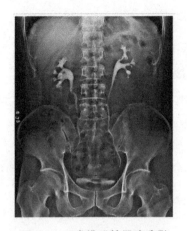

图 1-2　正常排泄性尿路造影

(二)禁忌证

(1)有碘过敏史或过敏体质者。

(2)肾功能严重损害,酚红排泄试验 2 小时总排出量在 10% 以下,血肌酐在 300 μmol/L 以上,常规剂量造影常不易得到清晰显影者。

(3)肝功能严重障碍者。

(4)心血管功能不全或心功能极度衰竭者。

(5)甲状腺功能亢进者。

(6)妊娠期间,除非特殊必要,否则都不做造影检查。

(三)术前准备

(1)常规肠道准备:当日早晨禁食,造影前 12 小时禁饮水,有助于增强显影浓度。

(2)造影前排空小便。

(3)碘过敏试验有 4 种方法。①球结合膜试验:用稀释 10 倍的造影剂 1 滴,滴于眼内,观察 5 分钟,如果球结合膜充血、水肿、流泪则为过敏。②口腔黏膜试验:用造影剂 1 mL 滴于舌下,10 分钟后如有口唇麻木,舌部肿胀、恶心、流涎、荨麻疹等则为过敏。③皮内试验:将稀释 10 倍的造影剂注入前臂皮内,观察 10 分钟,红晕直径超过 1 cm 者为过敏。④静脉内试验:静脉注射 30% 造影剂 1 mL,观察 10 分钟,如有恶心、呕吐、胸闷、眩晕、心慌、荨麻疹等则为过敏。上述方法以静脉内试验常用,且最可靠。碘变态反应危险性较大,要在试验前做好急救准备,由于可能出现延迟反应,最好于造影前 1 天做过敏试验。

(四)操作方法

1.常规排泄性尿路造影

(1)患者仰卧于X线检查床上,先拍尿路平片。

(2)下腹部用棉垫加压、压迫两侧输尿管,阻止尿液流入膀胱。

(3)静脉快速推注造影剂20~50 mL。

(4)注射完造影剂后在5分钟、15分钟各拍1张,以观察肾盏、肾盂显影情况。如显影满意,则于30分钟解除压迫,让造影剂随尿液由输尿管流入膀胱,然后再拍1张全泌尿系统平片。

(5)如怀疑肾下垂,应再加拍1张站立位全泌尿系统平片,以观察肾脏位置的变化。

(6)造影剂进入膀胱后,在屏气增加腹压的动作下拍片,还可观察输尿管有无反流。

2.延迟排泄性尿路造影

若肾脏排泄功能迟缓,常规造影15分钟,肾盏、肾盂仍未清晰显影,则可将拍片时间推迟至30分钟、60分钟、90分钟或120分钟,直到能满足诊断要求为止。若事先估计不足而提早终止造影,往往不能获得满意的X线片。

三、逆行性尿路造影

在膀胱镜引导下,将导管直接插入输尿管,经导管将造影剂直接注入肾盂、肾盏的造影方法,称逆行性尿路造影,亦称上行性尿路造影(图1-3)。

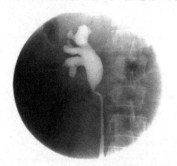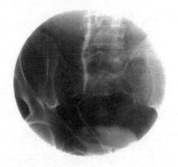

图1-3　逆行性尿路造影

(一)适应证

应用范围与排泄性尿路造影相同,同时须具备膀胱镜检查和输尿管插管适应证。主要用于静脉尿路造影检查未能明确肾、输尿管病变范围、部位、性质者,以及泌尿系统平片上的阴影需要鉴别者。

(二)禁忌证

尿道狭窄,膀胱内出血、炎症及膀胱容量低于 50 mL 者;心肺功能不全者。

(三)操作方法

(1)术前肠道准备与静脉尿路造影相同,但不必禁饮水。

(2)先行膀胱镜检查,观察膀胱内有无病变,然后经两侧输尿管口分别插入输尿管导管,成人一般用 F5 号导管,插入深度为 25～27 cm。

(3)用 30%泛影葡胺,同时注入两侧输尿管导管,注入前先轻轻吸除导管内积存的尿液或气体。注入量一般每侧 8～10 mL。令患者深吸气后屏气拍片,观察图像,造影满意后拔管。

如需观察输尿管全程,在肾盂、肾盏显影满意后,边拔管边注射造影剂,拔出后立即拍片。有输尿管梗阻时,应将导管抽至梗阻部位以下,再注射造影剂、拍片。

如怀疑阴性尿路结石,应先用空气造影剂,借低密度的空气衬显出肾盂、输尿管内相对高密度的结石。本法对平片不显影或显影不清的肾盂、输尿管结石有独特的诊断价值。

(4)一般采用仰卧位投照拍片。为了诊断上的需要,也可改用侧卧、斜卧、俯卧、头高和直立等不同体位。多采用两侧同时造影,个别情况也可仅作单侧或双侧分别造影。

(四)并发症

1.疼痛

逆行性尿路造影后,多数患者有腰痛,少数患者可发生绞痛和恶心、呕吐,一般 1～2 天后消失。降低注射压力、减慢注射速度,可适当减轻疼痛,疼痛难忍者,可用解痉止痛剂。

2.血尿

由于膀胱镜刺激和插管损伤,检查后 1～2 天内,多数患者有肉眼血尿,可嘱患者多饮水,必要时可用止血剂。

3.感染

检查器械消毒不严,术者无菌观念不强,可致逆行感染,尿路梗阻者更易发生。预防感染的关键在于严格无菌操作;有尿路梗阻者,造影剂中加入适量抗生素;逆行造影后常规应用诺氟沙星 0.2 g,每天 3 次口服。

4.无尿或少尿

少见,但后果严重,应予重视,可能与输尿管水肿及神经反射有关。

5.肾盂反流

在肾盂造影中,因注射造影剂压力过高,可使造影剂从肾盂、肾盏外溢到肾组织,称肾盂反流。肾盂反流可分为以下几种(图1-4)。

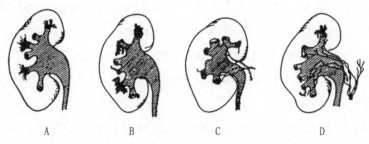

图1-4　肾盂反流
A.肾小管反流;B.肾盂肾窦反流;C.静脉周围反流;D.肾盂淋巴反流

(1)肾小管反流:造影剂由肾盏进入乳头部肾小管,并从肾小管进入肾实质。表现为毛刷状阴影,起于肾小盏中心,止于皮质与髓质交界处。

(2)穹隆反流:①肾盂肾窦反流,穹隆周围边缘有小角状或不定型阴影;②静脉周围反流,肾窦内造影剂外溢至血管周围间隙,大部分沿静脉分支散布,呈纤细的支条状阴影;③肾盂淋巴反流,造影剂向间质外溢,迅速被肾盂淋巴管吸收,形成多数纤细迂曲的串珠状或线条状阴影,向内侧经肾门,汇集于主动脉旁淋巴结。

四、尿道造影

尿道造影有直接注入和排尿充盈造影(图1-5)。

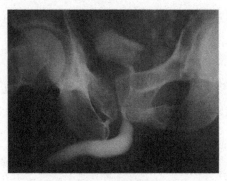

图1-5　尿道造影

（一）适应证

尿道造影适用于尿道狭窄、肿瘤、憩室、瘘管、畸形、后尿道瓣膜、前列腺增生等。

（二）禁忌证

尿道、前列腺、附件急性炎症和近期做过泌尿系统器械检查者，不宜造影。

（三）操作方法

（1）直接注入造影法：按导尿术的无菌操作常规，用 76% 泛影葡胺加生理盐水稀释 2～3 倍溶液 30～50 mL，采用洗疮器紧抵尿道口，将造影剂缓慢地直接注入尿道内，防止外溢。注入 15 mL 以上时，边推边拍片。此法对后尿道充盈较差，尤其适用于导尿困难或前尿道狭窄等病变。

（2）排尿充盈造影法：通过导尿管直接注入造影剂之后，在排尿状态下，拍取尿道部位的 X 线片。如用阴茎夹或用手捏住尿道出口，阻止造影剂外溢，此时嘱患者排尿，则后尿道松弛，充盈甚佳。此法尤其适用于后尿道及膀胱颈部病变。

（3）临床上，常将直接注入造影法和排尿充盈造影法配合使用，且拍取前后位及左右斜位和排尿时的 X 线片，才可以取得满意的诊断效果（图 1-5）。

五、肾血管造影

1953 年，Seldinger 发明了经皮穿刺置管造影技术，推动了经皮血管腔内诊治技术的发展。此技术在泌尿外科得到了广泛的应用，不仅提高了诊断的精确度，而且开辟了一个新的诊治领域。

（一）腹主动脉-肾动脉造影

其用以显示腹主动脉、双侧肾动脉、副肾动脉的解剖形态及病变（图 1-6）。一般先做腹主动脉-肾动脉造影，必要时再做选择性肾动脉造影。

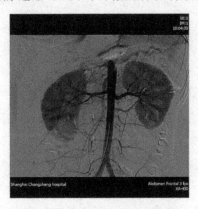

图 1-6　腹主动脉-肾动脉造影

1.适应证

(1)肾血管性高血压:了解肾动脉狭窄的程度、范围,以便估计手术范围及预后。

(2)肾区肿块:了解肿块的供血特点,通常在其他非损伤成像技术不能确诊时应用。

(3)移植肾:了解供体、受体肾动脉解剖细节。

2.禁忌证

有严重心血管功能不全、冠状动脉疾病、全身情况较差以及对碘过敏者。

3.术前准备

(1)检查前:常规肠道准备,术日早晨禁食,穿刺部位备皮。

(2)检查时:术前肌内注射地西泮(安定)10 mg,入室后常规建立静脉通道。

4.造影剂与拍片

(1)造影剂用量:76%泛影葡胺,成人剂量为 40~60 mL,儿童剂量为 1~1.5 mL/kg。

(2)注药速度:15~20 mL/s。

(3)拍片:注射后 0.5 秒开始拍片,2 片/秒×2,可示动脉期,以后 1 片/3 秒×4,可显示双侧肾实质。共用 14 秒,拍 8 张。

5.操作方法

(1)平卧位,常规消毒、铺巾。

(2)经股动脉入路法:穿刺点选在腹股沟韧带下方 2 cm 处的股动脉,一般多用右侧。麻醉方式采用局部麻醉。以尖刀将皮肤戳小孔后用止血钳尖稍扩大皮肤切口。左手第 2、3、4 指并排置于穿刺点近侧股动脉上,右手持套管穿刺针,对准左手指所成的连线,将针与皮肤成 45°通过皮肤切口刺入皮下,可将针尖试行触碰动脉壁以感觉其搏动。确定方向后,将针猛力刺入,一般刺透动脉前、后壁,拔除针芯,左手拇指、示指固定针柄方向,缓慢退针,待针尖进入动脉腔内即可见搏动性喷血。喷血良好时说明穿刺针在血管腔内。左手固定穿刺针头,右手将导丝插入。插入导丝时必须注意软头在前,否则可致血管壁损伤。插入导丝时,必须在完全无阻力的状态下推进,若有阻力存在,须调整穿刺针方向,一般减小穿刺针与皮肤角度有利于导丝插入血管内。当导丝进入髂总动脉以后,拔除穿刺针,以左手中指、环指压迫穿刺点,拇指、示指固定导丝,右手持肝素盐水纱布,由近端向远端擦净导丝上的血渍,以防将血凝块送入血管内。由助手将导管顺导丝插入,直至导管尾端露出导丝。固定持握导丝向前推进导管,当导管进入髂总动脉以后即可拔除导丝,仅留导管于血管内,至此,Seldinger方法插管完成。

术者在插入导管时,应边旋转管尖边向前推进,一般不需要用扩张器即可将导管送入血管内。当管尖进入血管后,持续压迫穿刺点的左手即可放松。从导管内顺利抽得回血,并向导管内注射无阻力后,注入肝素盐水(生理盐水500 mL加肝素50 mg)20 mL,以后每5分钟用肝素盐水冲洗导管1次。

做腹主动脉-肾动脉造影时,猪尾导管应放在 T_{12}~L_1 水平之间,如为直头多侧孔管应置管于 L_1 下缘水平,因造影剂在高压注射时要逆行反流一段,如插入过高,则腹腔动脉及肠系膜上动脉显影清晰,影响读片。

造影结束后,将导管轻轻拔出,待管尖刚离开动脉时,左手即应迅速压迫穿刺点止血,持续压迫15分钟,检查无出血即可覆盖敷料,然后用"8"字绷带加压包扎,回病房后局部压沙袋。术后应卧床24~48小时,并注意观察足背动脉搏动情况。应用抗生素3天,静脉滴注10%葡萄糖500~1 000 mL,促进造影剂排出,保护肾功能。

(二)选择性肾动脉造影

优点:造影剂用量少,对肾功能损害小,可重复造影,直到显影满意;无腹部其他动脉分支重叠,能清晰显示较细的肾动脉分支;实质期可显示肾脏轮廓及肾实质病变。

缺点:可能遗漏多支肾动脉等肾动脉畸形;肾动脉狭窄者,插管不易成功;不能进行双肾对比。

1.适应证

(1)了解肾区肿块的供血特点。

(2)了解肾移植后肾动脉吻合口是否狭窄。

(3)不明原因血尿患者,了解是否有肾内小动脉血管瘤、动静脉瘘、微小动脉瘤等异常。

2.造影剂与拍片

(1)造影剂用量:76%泛影葡胺10~12 mL,如肾脏肿块较大或有动静脉短路时,造影剂用量可酌情增加。

(2)注药速度:6~8 mL/s(数字减影血管造影可酌情减慢至2~3 mL/s)。

(3)拍片程序:同腹主动脉-肾动脉造影,为显示肾静脉可延长拍片时间。

3.操作方法

基本与腹主动脉-肾动脉造影相似,采用 Seldinger 法,将导管送至腹主动脉 L_1 水平,固定后将导管内的导丝取出,此时导管前端自行恢复原来的曲度。在透视引导下,上下移动导管,使导管头端滑入肾动脉。一旦管尖进入肾动脉,管尖即出现弹动,且管袢角度较前稍开大,说明管尖可能已进入肾动脉开口,再注入少许造影剂即可证实。最后连接高压注射泵,按预定程序连续拍片(图 1-7)。

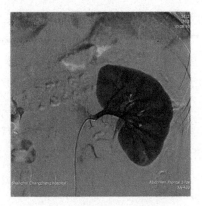

图 1-7　选择性肾动脉造影

第二节　　CT　检　查

一、常规 CT 扫描

(一)适应证

(1)其他影像技术提示尿路疾病,要求定性或协助制订手术方案者。

(2)其他影像技术未发现尿路疾病,但有泌尿系统症状、体征者。

(二)禁忌证

(1)碘过敏、极度衰弱者,应避免增强扫描。

(2)烦躁、多动、不合作者。

(三)技术特点

1.优点

(1)密度分辨率高,能显示平片不能显示的"等密度"结石、病变。

(2)增强扫描能了解病变的灌注特点,定性价值高。

(3)动态扫描能了解肾脏的排泄能力。

(4)CT 血管成像能清晰显示肾动脉及其主要分支的三维影像。

2.缺点

(1)常规扫描只有横断面图像,缺乏立体感、整体观。

(2)常规扫描,范围局限,一般不做全尿路检查。

(3)有辐射损伤。

(4)造影剂有碘过敏危险。

(5)检查费用较高,肾动脉 CT 血管成像对设备要求高。

(四)检查前准备及注意事项

检查前 3 天禁服高密度药物及钡剂,扫描前 4 小时禁食,凡发现实质性病变,如无禁忌均需做增强扫描。

(五)操作技术

(1)患者仰卧于检查床上,扫定位像。

(2)根据临床要求,结合定位像,确定扫描范围、模式,进行扫描。

(3)怀疑肾脏病变者,应常规动态增强(皮质强化期、实质强化期、肾盂充盈期)。

二、CT 血管成像

(一)适应证

(1)肾性高血压。

(2)肾区肿块。

(3)肾移植供体、受体。

(4)肾动脉狭窄治疗后复查。

(二)禁忌证

(1)碘过敏史、过敏体质、极度衰弱不宜增强扫描者。

(2)血管条件差、难以承受造影剂高压注射者。

(3)烦躁、多动、难以合作者。

(三)技术特点

1.优点

(1)不用插管,直接显示腹主动脉、肾动脉、腹腔动脉及其主要分支。

(2)三维图像,直接多轴面观察。

2.缺点

(1)碘过敏风险。

(2)辐射损害。

(3)技术、设备要求较高。

(四)检查前准备及注意事项

与常规 CT 扫描准备相仿,不需口服胃肠道造影剂。

(五)操作技术

(1)患者仰卧于检查床上,扫定位像。

(2)根据临床要求,结合定位像,确定扫描范围、模式。

(3)高压注射器注射造影剂,进行预扫描,确定肾血管显影峰值时间。

(4)根据预定的时间,直接进行动脉期、静脉期薄层扫描。

(5)计算机后处理,重建腹腔动脉、肾动脉、肾静脉三维图像。

第二章

泌尿生殖系统结石

第一节　上尿路结石

一、肾结石

肾结石也称尿路结石,是现代社会最常见的疾病之一。肾结石男性发病率是女性的 3 倍,肾结石发病高峰年龄为 20～30 岁。手术虽可以去除结石,但结石形成的趋势往往是终身的。

(一)病因

肾结石形成原因非常复杂,人们对尿石症发病机制的认识仍未完全明了,可能包括的危险因素有外界环境、职业因素和泌尿系统因素等。

1.外界环境

外界环境包括自然环境和社会环境、气候和地理位置等,而社会环境包括社会经济水平和饮食文化等。相关研究表明结石病的季节性变化很可能与温度有关,通过出汗导致体液丧失,进而促进结石形成。

2.职业因素

在职业环境中暴露于热源和脱水同样是结石病的危险因素。

3.泌尿系统因素

泌尿系统因素包括肾损伤、感染、泌尿系统梗阻、异物等。梗阻可以导致感染和结石形成,而结石本身也是尿中异物,会加重梗阻与感染程度,所以两者会相互促进疾病发展程度。

上述因素最终都会引起人类尿液中各种成分过度饱和、滞留因素和促进因素增加,进而导致肾结石形成。

(二)分类

泌尿系统结石最常见的成分是钙,以草酸钙为主,多在肾脏和膀胱处形成。肾结石按照结石晶体的成分,主要分为 4 类,即钙结石、感染性结石、尿酸结石和胱氨酸结石。

(三)临床表现

1.症状

(1)疼痛:肾结石最常见的症状是肾绞痛,经常突然起病,这通常是结石阻塞输尿管引起的。最常见的是从腰部开始,可辐射到腹股沟。肾盂内大结石和肾盏结石可无明显临床症状,患者活动后会出现上腹或腰部钝痛。40%~50%的肾结石患者有腰痛的症状,发生的原因是结石造成肾盂梗阻。通常可表现为腰部酸胀、钝痛。

(2)血尿:绝大多数尿路结石患者存在血尿,通常为镜下血尿,少数也可见肉眼血尿。常常在腰痛后发生。有时患者活动后出现镜下血尿是上尿路结石的唯一临床表现,但当结石完全阻塞尿路时也可以没有血尿。血尿产生的原因是结石移动或结石对集合系统的损伤。血尿的多少取决于结石对尿路黏膜损伤程度大小。

(3)发热:由于结石、梗阻和感染可互相促进,所以肾结石造成梗阻可继发或加重感染,出现腰痛伴高热、寒战。出现脓尿的患者很少见,若出现需要行尿培养,检测是否存在尿路感染。结石继发急性肾盂肾炎或肾积脓时可有畏寒、发热、寒战等全身症状出现。

(4)无尿和急性肾功能不全:双侧肾结石、功能性或解剖孤立肾结石阻塞导致尿路急性梗阻,可以出现无尿和急性肾后性肾功能不全的症状。

2.体征

肾结石典型体征是患侧肾区叩击痛。患者脊肋角和腹部压痛也可不明显,一般不伴有腹部肌紧张。肾结石慢性梗阻时引起巨大肾积水,这时可出现腹部包块。

(四)辅助检查

1.实验室检查

(1)血常规检查:肾绞痛时可伴白细胞计数短时轻度增高。结石合并感染或发热时,血中白细胞计数可明显增高。结石导致肾功能不全时,可有贫血表现。

(2)尿液检查:常能见到肉眼或镜下血尿;脓尿很少见,伴感染时有脓尿、感染性尿路结石患者应行尿液细菌培养;尿液分析也可测定尿液 pH 值、钙、磷、尿酸、草酸等。

2.影像学检查

(1)超声检查:肾钙化和尿路结石都可通过超声诊断。超声可显示结石梗阻引起的肾积水及肾实质萎缩等,可发现尿路平片不能显示的小结石和 X 线透光结石,当肾脏显示良好时,超声还可检测到 5 mm 的小结石。超声作为无创检查应作为首选影像学检查,其适用于所有患者,包括肾功能不全患者、孕妇、儿童以及对造影剂过敏者。

(2)X 线检查:由于大约 90% 尿路结石不透 X 线,腹部 X 线片对于怀疑尿路结石的患者,是一种非常有用的检查。

(3)尿路系统平片检查:是《CUA 尿路结石诊疗指南》推荐的常规检查方法,可初步判断肾结石是否存在,以及肾结石的位置、数目、形态和大小,并且可以初步提示结石的化学性质。

(4)CT 检查:螺旋 CT 平扫对肾结石的诊断准确、迅速。有助于鉴别不透光的结石、肿瘤、凝血块等以及了解有无肾畸形。

(5)内镜检查:包括经皮肾镜、软镜、输尿管和膀胱镜检查。通常在尿路平片未显示结石时,静脉尿路造影有充盈缺损不能确诊时,借助于内镜可以明确诊断和进行治疗。

(6)肾盂造影像:可以确定结石的存在,以及确定引起患者形成结石的解剖部位。

(五)诊断要点

任何评估之前都应先明确是否有与结石复发有关的代谢性疾病。至少应进行筛选性评估,包括远端肾小管性酸中毒、原发性甲状旁腺功能亢进症、痛风体质等疾病。只有明确了相关疾病才可以从根本上纠正治疗。

尿路结石与腹膜后和腹腔内病理状态引起的症状相似,所以应与急腹症进行全面的鉴别诊断,其中包括急性阑尾炎异位或未被认识的妊娠、卵巢囊肿蒂扭转等,体检时应注意检查有无腹膜刺激征。

(六)治疗原则

1.非手术治疗

非手术治疗适用于结石<1 cm、无尿路梗阻和感染、肾功能正常、多发或复发性小结石的患者。但>5 mm 时最好结合体外冲击波碎石或腔内技术取石。

(1)大量饮水可降低尿内无机盐的浓度,减少沉淀成石的机会,也有利于感染的引流,尿量应保持＞3 000 mL/d。

(2)适当运动,改变睡觉姿势,促使小结石排出。

(3)饮食和药物治疗:根据结石成分及我国人民生活习惯和条件适当调整饮食。①含钙结石:少食牛奶、猪脑、虾皮等含钙食物。②草酸结石:宜低草酸饮食。少食菠菜、甜菜、核桃、芦笋、巧克力、咖啡、可可、红茶及草莓等。③磷酸结石:尽量少食蛋黄及肉食类等。酸化尿液可服维生素C。氢氧化铝胶可减少磷的肠道吸收。④尿酸结石和黄嘌呤结石:少食动物内脏等含嘌呤高的食物,少饮咖啡、可可、茶叶等饮品。服小苏打片或枸橼酸合剂碱化尿液。有痛风及血尿酸高者对症治疗,如用别嘌醇等。⑤胱氨酸结石:碱化尿液。

(4)中草药排石处方举例:海金沙12 g,金钱草30 g,鸡内金9 g,车前草9 g,泽泻9 g,鱼脑石12 g,滑石12 g,茅根30 g,甘草3 g,石苇15 g。每天1剂煎服,或排石冲剂1包,每天2次冲服。

(5)合并感染时应同时治疗尿路感染。

(6)随访,定期复查泌尿系统平片及核素肾图。

2.肾绞痛的治疗

(1)解痉药:包括以下5种。①抗胆碱能类:常用阿托品0.5～1 mg肌内注射或静脉滴入,或者山莨菪碱(654-2)10～15 mg肌内注射或静脉注射,能松弛输尿管平滑肌缓解痉挛。②钙通道阻滞剂:常用硝苯地平10～20 mg嚼碎后舌下含服,治疗肾绞痛疗效好,起效快,给药方便,高血压患者尤为适用。③黄体酮类:黄体酮20～40 mg肌内注射,每天1～2次。④α受体阻滞剂:盐酸坦索罗辛缓释胶囊口服0.2～0.4 mg,每天1次。⑤维生素K类:维生素K_3 4～8 mg肌内注射。

(2)镇痛药:阿片激动药物。作用于中枢神经系统的阿片受体,可以减轻疼痛感,具有较强的镇痛和镇静作用。常用药物:哌替啶(度冷丁)50 mg肌内注射、布桂嗪50～100 mg肌内注射、曲马朵100 mg肌内注射、盐酸吗啡5 mg皮下或肌内注射等。该类药物在治疗肾绞痛时不应单独使用,需配合解痉类药物(阿托品、山莨菪碱)一起使用。

(3)非甾体抗炎药:常用药物及用法如下。双氯芬酸钠(扶他林)50 mg口服、布洛芬(芬必得)0.3 g口服、吲哚美辛(消炎痛)25 mg口服等。此类药物能够抑制体内前列腺素的生物合成,降低痛觉神经末梢对致痛物质的敏感性,具有中等程度的镇痛作用。该类药物会影响肾功能不良患者肾小球滤过率,使肌酐水平升高,因此应尽量避免使用。

（4）中医针灸镇痛：针灸也有一定解痉止痛效果，常用穴位有肾俞、足三里、三阴交等穴位，用强刺激持续行针法。

3.体外冲击波碎石

体外冲击波碎石可使80％以上的肾结石患者避免手术，治愈率可达90％。这种冲击波对人体的软组织损伤小，也不需将人体浸在水中，操作简便，一般半小时就可完成1次治疗。一般3 cm以下的结石碎石效果好，大的结石可以分几次进行，并要求结石侧输尿管通畅，肾功能良好，未并发感染。本法的并发症主要是血尿和腰部酸痛，对症处理后可以缓解，但也有严重并发症如肾包膜下血肿。

4.腔内泌尿外科技术应用

腔内泌尿外科微创技术包括经皮肾镜取石术、输尿管肾镜取石术和腹腔镜取石术，与体外冲击波碎石结合治疗效果更佳。腔内泌尿外科技术使泌尿系统结石的治疗逐步向微创发展。腔内泌尿外科技术是在经皮肾镜及输尿管镜下的超声或激光碎石术。经皮肾镜取石术是在经皮肾造瘘术的基础上发展起来的腔内泌尿外科技术。20世纪80年代中期，随着放射介入、超声、CT诊断技术的广泛开展，腔内设备不断改进，超声碎石、气压弹道碎石、钬激光碎石等腔内碎石器的应用，经皮肾穿刺技术的不断改良和完善，临床经验的不断积累，使治疗成功率不断提高，并发症减少，治疗范围扩大。除肾盂结石、肾盏结石、输尿管上段结石以外，开放手术难度很大的鹿角状肾结石、手术后残留结石、移植肾结石或梗阻等复杂的情况，都可以通过腔内技术（经皮肾技术）处理。

5.手术治疗

手术治疗适用于药物治疗无效或合并严重尿路梗阻、感染癌变的患者。

（1）肾盂切开取石术：适用于肾盂、肾盏内结石。

（2）肾窦内肾盂切开取石术：适用于大的肾盂结石。

（3）肾实质切开取石术：适用于较大的鹿角状结石，估计经肾盂切口不能取出者。

（4）肾部分切除术：适用于肾上、下极的多发性结石。

（5）离体肾切开取石及自体肾移植术：适用于多发性鹿角形结石及复杂性结石。

（6）肾切除术：适用于合并脓肾、肾功能严重破坏，对侧肾功能良好者。

（7）双侧肾结石：一般是选择病变较轻、功能较好、结石少而易取的一侧先行手术，待患者情况改善后，再作对侧治疗。

(8)肾造口术:肾结石积水合并感染为脓肾,全身情况甚差或对侧肾功能损害,可暂作肾造口术,待患者情况改善后,再制订下一步处理方案。

二、输尿管结石

输尿管结石是泌尿系统结石中的常见疾病,发病年龄多为 20～40 岁,男性略高于女性。其发病率高,约占上尿路结石的 65%。其中 90% 以上为继发性结石,即结石在肾内形成后降入输尿管。原发于输尿管的结石较少见。通常会合并输尿管梗阻、憩室等其他病变。所以输尿管结石的病因与肾结石基本相同。从形态上看,由于输尿管的塑形作用,结石进入输尿管后常形成圆柱形或枣核形,亦可由于较多结石排入,形成结石串俗称"石街"。

(一)解剖

输尿管位于腹膜后间隙,上接肾脏下连膀胱,是一根细长的管道结构。输尿管全长男性为 27～30 cm,女性为 25～28 cm。解剖学上输尿管的 3 个狭窄部将其分为上、中、下 3 段:①肾盂输尿管连接部;②输尿管与髂血管交叉处;③输尿管的膀胱壁内段。此 3 处狭窄部常为结石停留的部位。除此之外,输尿管与男性输精管或女性子宫阔韧带底部交叉处以及输尿管与膀胱外侧缘交界处管径较狭窄,也容易造成结石停留或嵌顿。结石最易停留或嵌顿的部位是输尿管的上段,约占全部输尿管结石的 58%,其中又以 L_3 水平最多见,而下段输尿管结石仅占 33%。在结石下端无梗阻的情况下,直径<0.4 cm 的结石约有 90% 可自行降至膀胱随尿流排出,其他情况则多需要进行医疗干预。

(二)临床表现

1.症状

(1)疼痛:上中段结石引起的输尿管疼痛为一侧腰痛,疼痛性质为绞痛,输尿管结石可引起肾绞痛或输尿管绞痛,典型表现为阵发性腰部疼痛并向下腹部睾丸或阴唇部放射。

(2)血尿:90% 的患者可出现镜下血尿,也可有肉眼血尿,前者多见。血尿多发生在疼痛之后,有时是唯一的临床表现。输尿管结石急性绞痛发作时,可出现肉眼血尿。血尿的多少与结石对尿路黏膜的损伤程度有关。输尿管完全梗阻时也可无血尿。

(3)恶心、呕吐:输尿管结石引起尿路梗阻时,使输尿管管腔内压力增高管壁局部扩张痉挛或缺血,由于输尿管与肠有共同的神经支配而导致恶心、呕吐等胃肠道症状。

2.体征

结石可表现为肾区和胁腹部压痛和叩击痛,输尿管走行区可有深压痛;若伴有尿外渗时,可有腹膜刺激征。输尿管结石梗阻引起不同程度的肾积水时可触到腹部包块。

(三)辅助检查

1.实验室检查

(1)尿液检查:尿常规检查可见尿中红细胞,伴感染时有脓细胞。感染性尿路结石患者应行尿液细菌培养。肾绞痛有时可发现晶体尿,通过观察结晶的形态可以推测结石成分。

(2)血液检查:输尿管绞痛可导致交感神经高度兴奋,机体出现血白细胞计数升高,当其升到 $13 \times 10^9/L$ 以上则提示存在尿路感染。血电解质、尿素和肌酐水平是评价总肾功能的重要指标。

(3)24 小时尿分析:主要用于评估结石复发危险性较高的患者,是目前常用的一种代谢评估技术。

(4)结石分析:结石成分分析可以确定结石的性质,是诊断结石病的核心技术,也是选择溶石和预防疗法的重要依据。

2.影像学检查

(1)超声检查:是一种简便无创的检查方法,是目前最常用的输尿管结石的筛查手段,能同时观察膀胱和前列腺,寻找结石形成诱因及并发症。

(2)螺旋 CT 检查:螺旋 CT 对结石的诊断能力最高,能分辨出 0.5 mm 以上任何成分的结石,准确测定结石大小。

(3)尿路平片:可以发现 90% 非 X 线透光结石,能够大致地确定结石的位置、形态、大小和数目,并且通过结石影的明暗初步提示结石的化学性质,因此作为结石检查的常规方法。

(4)静脉尿路造影:应该在尿路平片的基础上进行,有助于确认结石在尿路上的位置、了解尿路解剖、发现有无尿路异常等;可以显示平片上不能显示的X 线阴性结石,同时可以显示尿路的解剖结构,对发现尿路异常有重要作用。

(5)逆行尿路造影:逆行尿路造影很少用于上尿路结石的初始诊断,属于有创性的检查方法,不作为常规检查手段。

(6)放射性核素肾显效像:放射性核素检查不能直接显示泌尿系统结石,主要用于确定分侧肾功能;可提供肾血流灌注、肾功能及尿路梗阻情况等,因此对手术方案的选择以及手术疗效的评价具有一定价值。

(四)诊断要点

尿路结石应该与急腹症进行全面鉴别诊断。输尿管结石的诊断应包括：①结石部位数目、大小、形态、成分等；②并发症的诊断；③病因学的评估。通过对病史症状的询问和体检发现具有泌尿系统结石或排石病史，出现右眼或镜下血尿或运动后输尿管绞痛的患者应进一步检查确诊。

(五)治疗原则

以去除结石，解除梗阻，保护肾功能为原则。

1.肾绞痛治疗

(1)针灸：针刺肾俞、三阴交，用强刺激持续行针法或耳穴针刺。

(2)解痉止痛药：阿托品 0.5 mg 皮下注射；维生素 K_3 4～8 mg 肌内注射或黄体酮 20 mg 肌内注射；或选用双氯芬酸(凯扶兰)25 mg 含服；结石位于输尿管下段时可选用 α 受体阻滞剂，如坦洛新和多沙唑嗪，有助于排石。对于绞痛剧烈者，可适当应用哌替啶 50 mg 肌内注射。

(3)肾区热敷、理疗。

2.非手术治疗

(1)指征：①结石呈椭圆形、直径＜1 cm、症状不明显而无尿路感染者。②反复发作绞痛，而结石位置有移动，即使有轻度积水，但肾功能良好者可暂做非手术治疗进一步观察。③年老体弱、全身情况不佳，结石直径＞1 cm，肾功能尚好，尿流阻滞较轻者。

(2)方法：①中药排石，采用排石冲剂或金钱草冲剂治疗，同时大量饮水，多活动或做跳跃动作，以助结石自行排出。②体外冲击波碎石，一般采用原位碎石，输尿管上段结石如原位碎石未成功，可以逆行输尿管插管，将结石推回肾脏，或将导管头端绕过结石近端后再行碎石，以提高碎石成功率。

3.腔内手术

(1)经尿道输尿管镜碎石术：适用于结石直径＞0.8 cm、形状不规则、表面不光滑者；结石嵌顿或其周围被输尿管息肉样组织包裹者。目前有超声碎石、气压弹道碎石和激光碎石术，一般输尿管中下段结石成功率高于输尿管上段结石。

(2)腹腔镜输尿管切开取石术：主要适用于输尿管上段结石较大者。

4.手术治疗

(1)指征：①长期停留的嵌顿结石，合并输尿管先天性畸形、息肉或狭窄。②结石合并难以控制的尿路感染。③结石引起输尿管梗阻性无尿症等情况，或伴有肾盂肾炎,或肾盂积水,肾功能损害者。④非手术治疗 3～6 个月,而结石无移动,并且已有肾积水倾向者。

(2)方法:作输尿管切开取石术。输尿管上 1/3 结石,采取腰切口;中 1/3 结石用腹直肌旁斜切口或经背部切口;下 1/3 结石用耻骨上切口。

(3)注意事项:①术前需拍泌尿系统平片以助结石定位;②原有输尿管梗阻病变,手术取石同时一并处理;③术中应置双"J"管内引流,可减少尿瘘、输尿管狭窄等并发症的发生。

第二节　下尿路结石

一、膀胱结石

膀胱结石是较常见的泌尿系统结石,好发于男性,男女比例约为 10∶1,膀胱结石的发病率有明显的地区和年龄差异。总的来说,在经济不发达地区,膀胱结石以婴幼儿为常见,主要由营养不良所致。

(一)病因

膀胱结石分为原发性和继发性 2 种。原发性膀胱结石多发于男性,与营养不良有关。继发性膀胱结石主要继发于下尿路梗阻、膀胱异物等。

1.营养不良

婴幼儿原发性膀胱结石主要发生于贫困饥荒年代,营养缺乏尤其是动物蛋白摄入不足是其主要原因。

2.下尿路梗阻

下尿路梗阻时,如良性前列腺增生、膀胱颈部梗阻、尿道狭窄、先天畸形、膀胱膨出、憩室、肿瘤等,均可使小结石和尿盐结晶沉积于膀胱而形成结石。

3.膀胱异物

医源性的膀胱异物主要有长期留置的导尿管、被遗忘取出的输尿管支架管、不被机体吸收的残留缝线、膀胱悬吊物等,非医源性异物如子弹头、发卡、电线、圆珠笔芯等。这些均可作为结石的核心而使尿盐晶体物质沉积于其周围而形成结石。

4.尿路感染

继发于尿液潴留及膀胱异物的感染,尤其是分泌尿素酶的细菌感染,由于能分解尿素产生氨,使尿液 pH 值升高,尿磷酸钙、铵和镁盐沉淀而形成膀胱结石。

5.其他

临床手术后也可能导致膀胱结石发生,如肠道膀胱扩大术、膀胱外翻-尿道上裂等。

(二)病理生理

膀胱结石的继发性病理改变主要表现为局部损害、梗阻和感染。膀胱结石如表面光滑且无感染者,在膀胱内存在相当长时间,也不至造成膀胱壁明显的病理改变。由于结石的机械性刺激,膀胱黏膜往往呈慢性炎症改变。光滑且无感染者,继发感染时,可出现滤泡样炎性病变、出血和溃疡,膀胱底部和结石表面均可见脓苔。晚期可发生膀胱周围炎,使膀胱和周围组织粘连,甚至发生穿孔。膀胱结石易堵塞于膀胱出口、膀胱颈及后尿道,导致排尿困难。

(三)临床表现

1.症状

(1)疼痛:疼痛可为下腹部和会阴部钝痛,亦可为明显或剧烈疼痛,常因活动和剧烈运动而诱发或加剧。膀胱结石的典型症状为排尿突然中断,疼痛放射至远端尿道及阴茎头部,伴排尿困难和膀胱刺激症状。由结石刺激膀胱底部黏膜而引起,常伴有尿频和尿急,排尿终末时疼痛加剧。

(2)血尿:膀胱壁由于结石的机械性刺激,可出现血尿,并往往表现为终末血尿。尿流中断后再继续排尿亦常伴血尿。

(3)其他:因排尿费劲,腹压增加,可并发脱肛。若结石位于膀胱憩室内,可仅有尿路感染的表现。少数患者严重时发生急性尿潴留。

2.体征

体检时下腹部有压痛。结石较大和腹壁较薄弱时,在膀胱区可触及结石。较大结石也可经直肠腹壁双合诊被触及。

(四)辅助检查

1.实验室检查

实验室检查可发现尿中有红细胞或脓细胞,伴有肾功能损害时可见血肌酐、尿素氮升高。如并发感染可见白细胞,尿培养可有细菌生长。

2.影像学检查

(1)超声检查:能发现膀胱及后尿道强光团及声影,还可同时发现膀胱憩室、良性前列腺增生等。

(2)X线检查:亦是诊断膀胱结石的重要手段,结合B超检查可了解结石大小、位置、形态和数目,怀疑有尿路结石可能还需作泌尿系统平片及排泄性尿路系统平片及排泄性尿路造影。

(3)CT检查:所有膀胱中结石在CT中都为高密度,且CT可明确鉴别肿瘤钙化和结石。

(4)膀胱镜检查:是最确切的诊断方法,可直接观察膀胱结石的大小、数目和形状,同时还可了解有无前列腺增生、膀胱颈纤维化、尿道狭窄等病变。但膀胱镜检查属于有创操作,一般不作常规使用。

(五)诊断原则

膀胱结石的诊断,主要是根据病史、体检、B超检查、X线检查,必要时做膀胱镜检查。但需要注意引起结石的病因,如良性前列腺增生、尿道狭窄等。前尿道结石可沿尿道扪及,后尿道结石经直肠指检可触及,较大的膀胱结石可经直肠-腹壁双合诊被扪及。虽然不少病例可根据典型症状,如疼痛的特征、排尿时突然尿流中断和终末血尿,做出初步诊断。但这些症状绝非膀胱结石所独有。

(六)治疗

治疗应根据结石体积大小选择合适的治疗方法。膀胱结石的治疗应遵循两个原则:一是取出结石;二是去除结石形成的病因。一般来说,直径<0.6 cm,表面光滑的膀胱结石可自行排出体外。绝大多数膀胱结石均需行外科治疗,方法包括体外冲击波碎石术、内腔镜手术和开放性手术。

1.体外冲击波碎石

小儿膀胱结石多为原发性结石,可首选体外冲击波碎石;成人原发性膀胱结石≤3 cm者亦可以采用体外冲击波碎石。

2.内腔镜手术

几乎所有类型的膀胱结石都可以采用经尿道手术治疗。在内镜直视下经尿道碎石是目前治疗膀胱结石的主要方法,可以同时处理下尿路梗阻病变。目前常用的经尿道碎石方式包括机械碎石、液电碎石、气压弹道碎石、超声碎石、激光碎石等。

3.开放性手术

随着腔内技术的发展,目前采用开放手术取石已逐渐减少,开放手术取石不应作为膀胱结石的常规治疗方法,仅适用于需要同时处理膀胱内其他病变或结石体积＞4 cm 时的情况。膀胱结石采用手术治疗,并应同时治疗病因。膀胱感染严重时,应用抗生素治疗;若有排尿,则应先留置导尿管,以利于引流尿液及控制感染。

二、尿道结石

尿道结石是泌尿外科常见急症之一,但临床比较少见,且多以男性为主。大多数来自肾和膀胱。有尿管狭窄、尿道憩室及异物存在亦可致尿道结石,多数尿道结石位于前尿道。女性只有在有尿道憩室、尿道异物和尿道阴道瘘等特殊情况下才出现。男性尿道结石中,结石多见于前列腺部尿道,球部尿道,会阴尿道的阴茎阴囊交界处后方和舟状窝。女性尿道结石分原发性和继发性 2 种,传统认为尿道结石常继发于膀胱结石,多见于儿童与老年人。

(一)临床表现

1.症状

(1)疼痛:疼痛一般是钝性的,但也可能是锐利的,并常放射至阴茎龟头。原发性尿道结石常是逐渐长大,或位于尿道憩室内,早期可无疼痛症状。继发性结石多是上尿路排石排入尿道时,突然嵌入尿道内所致,常常突然感到局部剧烈疼痛及排尿痛。

(2)排尿紊乱:尿道结石的典型症状为排尿困难、点滴状排尿、尿线变细或分叉、射出无力,有时骤然出现尿流中断,并有强烈尿意,阻塞严重时出现残余尿和尿潴留,出现充盈性尿失禁。有时可出现急迫性尿失禁。也可伴尿痛,重者可发生急性尿潴留及会阴部剧痛。

(3)血尿及尿道分泌物:急症病例常有终末血尿或初始血尿,或排尿终末有少许鲜血滴出,伴有剧烈疼痛。慢性病例或伴有尿道憩室者,尿道口可有分泌物溢出,结石对尿道的刺激及尿道壁炎症溃疡,亦可出现脓尿。

2.体征

前尿道结石可在结石部位扪及硬结,并有压痛;后尿道结石可通过直肠指诊扪及后尿道部位的硬结。

(二)辅助检查

1.金属尿道探杆检查

金属尿道探杆检查在结石部位能探知尿道梗阻和结石的粗糙摩擦感。

2.尿道镜检查

尿道镜检查能直接观察到结石,肯定尿道结石的诊断,并可发现尿道并发症。

3.X线检查

X线检查是尿道结石的主要诊断依据,因为绝大部分尿道结石是 X 线阳性结石,平片检查即可显示结石阴影和结石的部位、大小、形状。应行全尿路平片检查以明确有无上尿路结石。

4.尿道造影

目前,由于内镜的发展及普及,尿道造影已很少应用,大多数用来辅助检查尿路有无其他病变。

(三)诊断要点

详细询问病史,尿道结石患者过去多有肾绞痛史及尿道排石史,当患者突然感到排尿困难、尿流中断、排尿时尿道刺痛应考虑尿道结石的可能。与尿道狭窄、尿道息肉、尿道异物等鉴别:尿道狭窄虽有排尿困难,但无排尿时疼痛及尿中断现象,X 线片无阳性结石影像;尿道息肉无肾绞痛及排石史,尿道镜及尿道造影可以区别;尿道异物一般有外伤史及异物塞入史,临床上不难诊断。

(四)治疗原则

1.舟状窝部结石

从尿道口注入少许液体石蜡后,挤出或钳夹取出结石。尿道黏膜损伤者留置导尿管 3~5 天。

2.前尿道结石

尿道内注入液体石蜡后嘱患者用力排尿,有时可自行排出。不能排出者可行尿道切开取石,同时作耻骨上膀胱造口使尿流改道。也可在尿道镜下取出尿道内小结石,较大嵌顿结石可用气压弹道碎石术击碎后取出。

3.后尿道结石

可用尿道探杆将结石推入膀胱后做经尿道膀胱碎石镜碎石术或膀胱切开取石术。尿道球膜部结石可经碎石后再取出。

4.合并症处理

合并尿道狭窄及憩室者应同时处理合并症。

第三章

泌尿生殖系统梗阻

第一节　尿 道 狭 窄

尿道狭窄是泌尿外科常见病之一,多见于男性。

一、病因和分类

(一)先天性尿道狭窄

其由于黏膜横膈或尿道瓣膜形成、精阜增生、尿道外口狭窄所致。

(二)炎症性尿道狭窄

尿道结核、淋病可导致尿道狭窄,结核性尿道狭窄很少见,淋病性尿道狭窄常见于球部尿道、阴茎阴囊交界处及舟状窝。包茎继发感染或长期留置导尿管可导致非特异性炎症性尿道狭窄。

(三)外伤性尿道狭窄

其因骨盆骨折、骑跨伤等引起。局部血肿及尿外渗、感染可导致瘢痕形成。

(四)医源性尿道狭窄

如尿道扩张、膀胱镜检查时创伤、尿道下裂修补术、开放性前列腺摘除术、经尿道前列腺切除术、压力性尿失禁悬吊术等术后并发症导致医源性尿道狭窄。

二、病理

长期尿道狭窄,狭窄近端尿道扩张;膀胱代偿性肥厚,产生小梁、假性憩室。后期膀胱代偿不全,残余尿增多,可出现尿潴留,充溢性尿失禁,甚至膀胱输尿管反流,肾功能受损。尿道狭窄易合并泌尿系感染和结石。

三、诊断

(一)病史

有尿道损伤、炎症病史或手术史。

(二)临床表现

1.排尿困难

排尿困难是尿道狭窄最主要的症状,轻者仅表现尿线变细,尿线分叉,排尿时间延长;重者尿不成线、滴沥,甚至不能排尿,可发生急性或慢性尿潴留。

2.合并感染时

合并感染时可出现尿频、尿急、尿痛。还可引起附睾炎、前列腺炎、尿道周围脓肿或尿道瘘。

(三)体检

尿道触诊可及尿道狭窄部呈硬条索状。尿道探子检查可确定狭窄的部位、程度和长度,尿道探查应从 F18 号开始,探杆至狭窄部位受阻后,再依次改用较细探杆。可用尿道探丝引导扩张尿道。

(四)辅助检查

1.静脉尿路造影

其可显示膀胱小室形成、输尿管扩张、肾积水及肾功能情况。

2.尿道造影

采用左、右前斜位拍片可见狭窄段造影剂变细、中断。长期耻骨上膀胱造口者应拍 X 线片了解是否有泌尿系统结石。

3.中段尿培养

合并尿路感染者应作中段尿培养及药敏试验,采用相应敏感药物治疗。

四、治疗

(1)轻度尿道狭窄不继续发展者可观察随诊。

(2)狭窄较轻一般定期尿道扩张。

(3)尿道口狭窄作尿道口成形术。

(4)短段尿道狭窄可作尿道内切开术,在内镜直视下将狭窄段切开。此手术适合于一般的尿道狭窄和闭锁长度<2 cm 的狭窄。可以用冷刀、电切或者激光等方法切除瘢痕。

(5)长段尿道狭窄可行尿道狭窄段切除、尿道吻合术。

(6)后尿道狭窄可采用尿道套入术。也可采取耻骨劈开、狭窄段切除、尿道吻合术。

第二节　输尿管狭窄

输尿管狭窄临床上并不少见。一般将输尿管狭窄分为2类：①先天性输尿管狭窄；②继发性输尿管狭窄。

男女发生率无明显区别。临床上主要表现为上尿路梗阻症状。

一、病因及病理

先天性输尿管狭窄，是由于胚胎发育第5周前中肾管发育不良导致壁层肌肉螺旋结构的改变而引起。好发于肾盂输尿管交界处梗阻，少数狭窄段发生于输尿管中段，并可见狭窄处以上的输尿管肌层有增生和肥厚。

继发性输尿管狭窄，是由于各种感染（包括结核）、结石等长期刺激输尿管黏膜造成纤维组织增生和粘连所引起的狭窄，常发生于输尿管3个生理性狭窄，以及输尿管腔外病变的压迫牵拉部位等。

完全性的输尿管狭窄，因阻塞尿流而导致严重肾积水。但不完全性输尿管狭窄，由于减慢了尿液的排泄，也同样可造成不同程度的肾积水。

二、诊断

(一)临床表现

1.腰部胀痛

导致肾积水时，可有腰部胀痛或腰部肿块。

2.尿路感染

继发感染时，出现尿频、尿急，尿液检查有红细胞、白细胞。尿液细菌培养呈阳性。

3.肾绞痛与血尿

如输尿管狭窄同时存在尿路结石者，可出现肾绞痛与血尿症状。

(二)影像学检查

1.B超检查

B超检查可了解肾积水的程度。利尿性B超及同步电视录像监测利尿性静脉尿路造影的应用,可鉴别梗阻性和非梗阻性肾积水。

2.腹部 X 线片及静脉尿路造影

X 线片可观察有无结石,两肾影大小,以判断有无肾积水存在。静脉尿路造影可观察输尿管狭窄的部位和程度、肾功能情况和肾积水的程度。

3.逆行性尿路造影

通过膀胱镜,直接将输尿管导管插至狭窄处并造影。若输尿管导管插管失败,肾盂积水明显,静脉尿路造影仍不能明确诊断,可行经 B 超定位穿刺顺行造影。

4.磁共振尿路成像

磁共振尿路成像(magnetic resonance urography,MRU)对输尿管梗阻定位及定性诊断有帮助。

5.核素肾图

核素肾图显示梗阻曲线图象,并可显示分肾功能。利尿性肾图对明确早期病变、判断轻度肾积水是否需要手术治疗很有帮助。

三、治疗

患肾有明显积水、并发结石或感染、肾功能损害均应及早手术治疗,不受年龄限制。

(一)开放手术

(1)单纯肾盂输尿管交界处狭窄,做狭窄段切除术、肾盂成形术及输尿管肾盂吻合术。一般认为治疗静脉尿路造影梗阻可选开放或腔镜术式,此术式适用于各种类型病例。对于有严重肾积水且肾功能不佳者,做输尿管手术的同时或在此之前插入双"J"管,放置 2~3 周以改善肾功能。如双"J"管插不进,应先做肾造口,待肾脏功能恢复后再做进一步处理。

(2)输尿管下端狭窄,可作狭窄段切除、输尿管膀胱再植术。

(3)输尿管狭窄范围不广者,可做狭窄段切除、输尿管端端吻合术。

(4)严重或广泛的输尿管狭窄,需做回肠段代输尿管术。

(5)肾脏切除术严重肾功能损害,反复感染者,对侧肾功能正常,主张肾切除。

(二)腔内手术

(1)腹腔镜手术:腔镜下治疗静脉尿路造影梗阻疗效满意。腔内手术适应证:成人、肾积水不严重、肾功能受损较轻,肾内结石较小和输尿管狭窄段较短。

(2)试行输尿管扩张术:经过膀胱镜做逆行输尿管插管,用不同口径的输尿管导管或带有气囊的输尿管导管进行扩张。

(3)输尿管镜或经皮肾镜内切开梗阻部位,留置支架管,疗效肯定。

第三节　输尿管梗阻

一、病因

引起输尿管梗阻的常见原因主要有以下几种。

(一)先天性疾病

先天性疾病包括输尿管狭窄、输尿管囊肿、输尿管瓣膜、异位肾、腔静脉后输尿管、梨状腹综合征、输尿管膀胱反流。

(二)肿瘤

肿瘤包括原发输尿管肿瘤、转移性恶性肿瘤、炎症(输尿管结核)、血吸虫感染、脓肿、子宫内膜异位症、囊性输尿管炎。

(三)其他

其他包括创伤、妊娠、尿性囊肿、囊性淋巴管瘤、放射治疗后、主动脉瘤。

在人群中确切的输尿管梗阻的发病率尚不清楚,但是存在输尿管结石和针对结石的治疗均为输尿管梗阻的危险因素。Roberts 等对 21 例有输尿管结石嵌顿的患者进行研究,发现结石嵌顿时间超过 2 个月,输尿管梗阻发生率为 24%。任何针对输尿管的腔内操作都有可能引起输尿管梗阻。随着输尿管镜技术的进步,现在临床上应用的输尿管镜内径越来越小,输尿管镜不仅可以弯曲且有良好的成像效果,在应用输尿管镜进行操作时对输尿管的损伤越来越小。目前,由于输尿管镜的检查和治疗造成输尿管损伤的发生率已降至 1% 以下。此外,颈部、乳腺、大肠、前列腺和卵巢的恶性肿瘤的转移病变也可引起输尿管梗阻。其他可造成输尿管梗阻的良性病变包括感染性疾病(结核、血吸虫感染等)、创伤(包括在腹部或盆腔手术过程中发生的医源性损伤)、腹主动脉瘤、子宫内膜异位症、放射治疗后等。如果考虑患者的输尿管梗阻是特发性的,应进一步行 CT 检查,明确是否有输尿管恶性肿瘤或外源性压迫引起的损害。

二、临床表现

(一)症状

主要是上尿路梗阻引起的症状,如腰腹部疼痛,多为不同程度的持续性钝痛,大量饮水后可使症状加重。长时间的梗阻可使肾盂、肾盏和输尿管积水。同时,易合并尿路感染、结石和血尿,严重者可引起肾实质损害。继发感染时,可出现寒战、高热、腰痛、尿路刺激征等。此外,部分患者还伴有原发疾病的症状,如泌尿系统结石引起的肾绞痛、血尿和膀胱刺激征等。少数患者可有肾性高血压、贫血等症状。

(二)体征

一般较少出现相应体征。在输尿管梗阻引起严重的肾积水时,可在患者腹部触及囊性肿块,为因积水增大的肾脏。

三、诊断

根据病史,结合影像学检查一般可以明确诊断梗阻原因和梗阻部位,同时评估患侧肾脏的功能情况。

(一)实验室检查

慢性感染或双侧输尿管梗阻导致肾积水晚期,出现尿毒症的患者可出现贫血。急性感染期白细胞计数升高。白细胞计数升高不明显通常提示慢性感染。

一般情况下不会出现大量蛋白尿,很少出现管型。镜下血尿提示可能为结石、肿瘤、炎症。尿液中可有细菌和脓细胞。

严重的双侧肾积水时,尿液流经肾小管变缓,尿素被大量重吸收,但是肌酐没有被吸收。血生化检查提示尿素/肌酐比值高于正常。

(二)影像学诊断

输尿管梗阻的诊断主要依靠影像学检查。输尿管梗阻影像学检查的目的在于确定梗阻的部位、程度、原因、并发症及肾功能状态等。一般情况下确定有无梗阻并不困难,但应注意早期梗阻的征象,证实尿流受阻。影像学检查应明确梗阻的平面,梗阻的部位是否位于扩张的尿路的远端,并确定梗阻的程度、原因和性质。输尿管梗阻的影像学表现可分为直接和间接征象:直接征象是指梗阻端的影像学表现;间接征象是指梗阻病变导致的继发改变,如肾盂的扩张积水、梗阻近端的输尿管扩张等。常用于输尿管梗阻诊断的影像学方法包括 B 超检查、排泄性尿路造影、逆行尿路造影、磁共振水成像、放射性核素检查等。

1.B超检查

B超检查是一种简单、无创的检查方法。可以发现患侧肾脏积水、输尿管在梗阻段上方的扩张，并了解输尿管梗阻的大致位置，同时，B超检查是输尿管梗阻患者治疗后随访的重要手段。输尿管梗阻的超声表现取决于梗阻的部位和程度。如果梗阻的部位在肾盂输尿管交界处，则主要表现为肾脏集合系统的扩张。如果梗阻发生在输尿管壁内段，肾脏的集合系统和输尿管全程明显扩张。输尿管扩张在 B 超上表现为输尿管的增宽，宽度在 1 cm 以上，重度积水可在 2 cm 以上。输尿管的结石、肿瘤、结核等均可引起输尿管积水，在声像图上除表现输尿管梗阻、积水的特征外，还有各自原发疾病的不同表现，在此不详述。输尿管积水可引起肾脏积水，肾窦回声分离、肾形增大和肾实质变薄是肾积水超声显像的3 个特点。

超声检查在诊断输尿管梗阻上也有其局限性。由于肾脏和充盈膀胱的声窗作用，使邻近肾盂的输尿管起始段和邻近膀胱的终末段输尿管显示较好，这 2 个部位梗阻的定位诊断准确率也比较高。而位于中间部位的输尿管由于位置较深，且腹部探查时易受肠道内容物和气体的干扰，常使输尿管显示不清，不易确定梗阻的部位，定位准确性较差。尽管腔内超声检查在临床很少使用，但是它有助于明确梗阻的部位、特性，并指导治疗。

2.排泄性尿路造影和逆行尿路造影

X 线尿路造影是临床诊断输尿管梗阻常用的检查方法。如果患者肾功能较好，排泄性尿路造影显影满意，不但可以明确显示梗阻的部位，而且可以直接显示梗阻的形态及患肾积水的程度，对输尿管梗阻的定位定性诊断符合率高。造影检查还可以观察对侧肾脏和输尿管以及膀胱的形态、功能。此外，可以根据对侧肾脏代偿情况评估患侧肾积水的程度及功能状态。对于肾功能差、排泄性尿路造影输尿管显影不满意或不宜做静脉肾造影的患者，建议行逆行尿路造影。逆行尿路造影对输尿管狭窄定位定性诊断符合率达 94.4%。

将超声和 X 线尿路造影 2 种检查方法结合应用，各取所长，可提高输尿管梗阻的诊断符合率。超声具有简便、无痛苦、易重复和不受肾功能影响的特点，可以判断有无肾积水及积水的严重程度。对于超声提示肾积水较轻，估计肾功能无明显损害者，可采用常规静脉肾盂造影；对于超声提示有重度肾积水者，应采用大剂量静脉肾盂造影和（或）适当延长造影时间，尽量使输尿管显影。对输尿管仍未显影者行逆行尿路造影，以显示输尿管梗阻的部位及病因。对于严重肾积水,肾功能严重损害者,可考虑采用超声引导下经皮肾盂穿刺造影,不但可以明确诊断,而且可以引流积水,减轻肾盂压力,改善肾脏功能。

3.磁共振尿路成像

如果患者梗阻严重,肾脏无法显影,输尿管梗阻导致逆行插管失败,可考虑MRU 以明确诊断。MRU 技术是近年来磁共振成像技术的重大进展之一。这一新技术无放射性损伤,不需要插管和注射造影剂,安全可靠,患者无任何痛苦。输尿管良性梗阻多见于输尿管结石、结石取石术后、肉芽肿性炎症、结核和外伤等。MRU 可满意地显示输尿管全程和梗阻段的特征,狭窄段梗阻端一般呈光滑的锥形。MRU 还可同时显示间隔的两段以上的输尿管梗阻。结核、原发输尿管癌引起的输尿管梗阻在 MRU 上均有其特征性表现。

泌尿系统外的病变常可导致输尿管梗阻,包括盆腔肿瘤放疗后、转移性肿瘤、子宫内膜异位症和卵巢囊肿等。这些病变均可压迫输尿管,引起输尿管的梗阻。盆腔肿瘤放疗后的放射性反应和纤维化,导致输尿管梗阻,在 MRU 上表现为输尿管受压移位,发生狭窄。狭窄段附近有不规则的混杂信号的软组织影。腹膜后是恶性肿瘤转移的好发部位之一。恶性肿瘤腹膜后转移引起输尿管梗阻,在 MRU 上可表现为不同程度的肾盂、输尿管扩张。部分情况下,梗阻段较长,粗细不均,有时可见弧形压迹。梗阻附近的输尿管周围有片状、分叶状或多纹状软组织影。有的表现为输尿管梗阻端受牵拉和压迫征象。结合原发肿瘤可做出正确的诊断。卵巢囊肿、子宫内膜异位症时,MRU 除可显示输尿管狭窄,还可显示输尿管腔外的病理情况。囊肿发生粘连时,可见梗阻的输尿管周围有片状混杂的信号,有时可见囊性区。

4.放射性核素检查

肾图是应用放射性核素检查分侧肾功能最简单且常用的方法,肾图检查常用于各种疾病状态下总肾及分肾功能的监测。由于输尿管腔内治疗需要治疗侧肾功能不低于正常的 50%,才能保证治疗的成功率,因此输尿管梗阻治疗前利尿肾图对分侧肾功能的评估是十分重要的,有助于鉴别机械性上尿路梗阻与单纯肾盂扩张。

(三)输尿管镜检查

任何病因不明的输尿管梗阻的患者建议行输尿管镜检查,必要时活检以明确诊断。

四、治疗

对于输尿管梗阻的患者,应在寻找病因的基础上解除梗阻,最大限度地保护肾功能,控制感染,防止并发症的发生。慢性不完全性输尿管梗阻,如果患者肾功能在正常范围内,应尽快明确梗阻的原因和部位,解除梗阻和病因治疗同时进行。如果解除梗阻和病因治疗不能同时进行,先解除梗阻,待梗阻解除病情稳定后再进一步针对病因治疗。如果患者肾功能已有明显损害,应立即解除梗阻,治疗并发症,恢复肾功能,然后再针对病因进一步治疗。

慢性不完全性输尿管梗阻一般并不需要急诊处理,但是在下列情况下需要急诊解除梗阻:①反复的泌尿系统感染;②有明显症状(如腰痛);③反复进行性肾功能损害。一侧急性完全性输尿管梗阻,应尽快解除梗阻,尽可能保护患侧肾功能。急性完全性输尿管梗阻引起的无尿需要急诊治疗,解除梗阻。无法接受手术治疗的患者可经皮肾穿刺留置造瘘管或逆行插管暂时解除梗阻,待病情稳定后再针对病因治疗。对于一时无法解除梗阻的重症患者,可考虑行血液透析治疗。

通常情况下,对局部病变严重、肾功能有进展性损害、肾脏形态学上变化明显、出现并发症的患者,应积极手术治疗。输尿管梗阻的手术治疗方式主要根据患肾受损的程度而定。如果患者患侧肾脏积水不重,肾功能尚可,常用腔内方法或外科修复治疗输尿管梗阻。

(一)腔内治疗

1.输尿管支架植入术

植入输尿管支架能够迅速有效地治疗大多数的输尿管梗阻,尤其是输尿管内在病变引起的梗阻。一般情况下,内在病变引起的输尿管梗阻适于腔内治疗,而外部病变压迫输尿管造成的梗阻,可考虑经皮穿刺造瘘缓解肾积水或手术治疗。如果患者其他治疗方法都无效或本身疾病预后很差,例如恶性肿瘤全身多处转移,可考虑植入输尿管支架,并定期更换输尿管支架,缓解由于梗阻引起的积水对肾脏功能的损害。

2.球囊扩张术

(1)逆行球囊扩张术:曾经是泌尿外科医师治疗输尿管梗阻的重要方法。这项技术没有明显的局限性,只是需要定期扩张。20世纪80年代,在血管造影中应用的球囊被引进应用于泌尿外科的临床治疗中。随后,应用球囊扩张后暂时植入输尿管支架的方法成为大多数泌尿外科医师和输尿管梗阻患者可以接受的治疗方法。对于输尿管梗阻的患者,如果已引起明显的梗阻,都可接受逆行球囊扩张治疗。下列情况被视为禁忌:活动期感染、输尿管狭窄长度超过2 cm。因为在上述情况下,单独应用球囊扩张治疗梗阻很少能取得成功。

应用经尿道逆行技术在临床中较容易通过输尿管梗阻段。首先,应用逆行造影明确输尿管梗阻的部位和长度。然后在输尿管导管引导下置入一根柔软的金属导丝,通过梗阻处,在肾盂处盘绕。在导丝引导下置入带球囊的导管,在X线动态监视下,调整球囊的位置至输尿管梗阻处,使X线可以监测到球囊的位置。接着,使球囊膨胀扩张,对梗阻段进行扩张。球囊膨胀达到的程度为在球囊膨胀前,X线可见金属导丝,随着球囊膨胀,最终无法看见金属导丝。经过10分钟治疗后退出球囊导管。用于引导的金属导丝仍留在输尿管内,引导留置输尿管支架。输尿管支架留置时间一般为2~4周。拔除输尿管支架大约1个月后,复查排泄性尿路造影、B超和利尿肾图,了解治疗效果。随后,每6~12个月复查1次。少数情况下,X光无法准确定位,可在输尿管镜直视下置入金属导丝后再置入球囊。部分球囊扩张术可在输尿管镜下直视操作。

(2)顺行球囊扩张术:当逆行插管失败时,可考虑顺行球囊扩张术。经皮肾穿刺建立顺行通道。应用X光或联合输尿管镜引导金属导丝到达输尿管梗阻处,其余步骤与逆行球囊扩张类似,在此不详述。只是在放置完输尿管支架后,应留置肾造瘘管。在术后24~48小时行X线片检查,了解输尿管支架的位置是否正确。如果输尿管支架位置无问题,可拔除肾造瘘管。如果患者术前有明显感染或肾功能明显受损,可先留置肾造瘘管引流,待感染控制、肾功能明显改善后,再治疗输尿管梗阻。

顺行和逆行球囊扩张术对治疗梗阻长度和持续时间短的输尿管狭窄有良好的效果。应用球囊扩张治疗输尿管梗阻的总有效率为50%~76%,治疗效果最好的是非吻合口狭窄造成的医源性损伤(如输尿管镜检查),有效率可达到85%。Ravery等对输尿管炎症引起的输尿管梗阻进行逆行球囊扩张治疗,随访16个月,发现总有效率为40%。Richter等对114例输尿管梗阻患者进行球囊扩张治疗,随访2年以上,发现球囊扩张对梗阻段较短的患者有较好的疗效。良好的输尿管血供是手术成功的重要条件。对于长段的输尿管梗阻和输尿管血供不太好的患者,建议行腔内狭窄段切开术。在实验动物模型中,由于球囊扩张可以形成纵行裂纹,可以解释为什么球囊扩张可用于治疗输尿管梗阻。

3.腔内输尿管切开术

腔内输尿管切开术是球囊扩张术微创治疗输尿管梗阻的延伸,方法类似于球囊扩张术。在输尿管镜直视下或借助X光定位,应用逆行或顺行的方法通过输尿管梗阻段,施行梗阻段切开。因为创伤较小,一般建议应用逆行方式。患者在术后3年内应定期随访,行利尿肾图检查,了解是否存在远期并发症。

（1）逆行腔内输尿管切开术：逆行腔内输尿管切开术最早借助 X 光定位，应用带有软尖端的引导导丝通过输尿管梗阻段。假如导丝在 X 光定位下无法通过梗阻段，可联合应用半硬性或软性输尿管镜引导。通过梗阻段后，输尿管镜退出，导丝仍留在输尿管内。

输尿管切开的部位应根据输尿管梗阻的部位而定。一般情况下，低位的输尿管梗阻选择前内侧切口，避免损伤髂血管。高位的输尿管梗阻选择侧方或后外侧切口，避免损伤大血管。

输尿管切开可选用冷刀、电刀或钬激光，切开的范围从输尿管管腔一直切到脂肪组织。无论近端还是远端输尿管切开，切开范围应包括正常 2～3 mm 输尿管。在特定的情况下，输尿管梗阻段可先用球囊扩张，再行内切开术。同样，也可以先内切开，再应用球囊扩张。完成内切开后，通过留置金属导丝引导置入输尿管支架。一般情况下，置入的支架直径最好在 12F，利于提高治疗效果。Wolf 等发现在内切开后应用肾上腺皮质激素注射到梗阻段输尿管有利于提高疗效。糖皮质激素和其他生物反应调节剂可能在未来治疗输尿管梗阻方面发挥重要的作用。

（2）顺行腔内输尿管切开术：通过逆行途径无法使输尿管镜到达梗阻处时，可考虑顺行的方法。建立经皮通道，留置造瘘管，缓解肾积水和控制感染后，扩大通道至能通过输尿管镜，剩下步骤与逆行方法基本一致。始终留置安全导丝在输尿管内，远端盘绕在膀胱内。

（3）联合应用逆行和顺行腔内输尿管切开术：在少数情况下，输尿管梗阻的部位已完全闭锁，金属导丝无法通过输尿管闭锁段，无法施行球囊扩张或内切开术。这种情况下可以考虑联合应用逆行和顺行的方法行输尿管闭锁段切开术。在治疗前，同时施行逆行造影和顺行肾盂造影，了解闭锁段的情况。通过经皮顺行通道和逆行输尿管途径同时插入输尿管镜，输尿管闭锁的两端借助输尿管镜和 X 线尽量在一条直线上靠近。然后关闭一侧的输尿管镜的光源，让对侧的输尿管镜光源透过闭锁段照到关闭光源侧，从关闭光源侧应用金属导丝沿着光源的指引通过闭锁段，或应用钬激光、小的电刀边切边通过闭锁段，使输尿管再通。一旦输尿管再通，扩大通道，置入输尿管支架 8～10 周。与其他腔内治疗输尿管梗阻方法类似，该方法的成功率与输尿管闭锁的长度密切相关。Knowles 等报道 10 例远端输尿管闭锁的患者，其中 3 例用该方法，总有效率达到 90%。

（二）外科修复

在施行任何类型的外科修复之前，必须仔细评估患者的肾脏功能，输尿管梗阻的部位、长度和程度。术前评估包括排泄性尿路造影(或顺行肾盂造影)、逆行尿路造影(必要时)、放射性核素检查、输尿管镜检查加活检等。完成上述术前评估后,才开始为患者制订相应的手术治疗方案(表 3-1)。

表 3-1　不同输尿管狭窄的长度选择的外科修复方式

狭窄长度(cm)	外科修复方式
2～3	输尿管吻合术
4～5	输尿管膀胱吻合术
6～8	肾脏移位术
6～10	膀胱腰肌悬吊术
12～15	膀胱瓣修复术

1.输尿管吻合术

(1)开放输尿管吻合术:输尿管上段和中段的梗阻,如果梗阻长度在 2～3 cm,首选输尿管吻合术。由于吻合口的张力会影响输尿管的血供,导致术后再发梗阻,因此,输尿管吻合术适用于短的输尿管梗阻。对于输尿管长度是否满足输尿管吻合要求,只有在手术中才能最终做出决定。

开放输尿管吻合术的手术成功率很高,在 90% 以上。假如出现吻合口漏,首先行腹部平片了解输尿管支架的位置,出现移位,调整支架位置。如果吻合口处正在使用负压装置,应停用,因为吻合口部位的负压吸引不利于吻合口的愈合。尿液反流以及膀胱痉挛也可能影响吻合口愈合,可延长尿管留置时间和使用抗胆碱药物对症处理。吻合口漏持续时间较长,可留置肾造瘘管,引流尿液。

(2)腹腔镜下输尿管吻合术:Nezhat 等于 1992 年首次报道应用腹腔镜行输尿管吻合术治疗由于子宫内膜异位症导致输尿管梗阻的患者。临床上对腹腔镜下输尿管吻合术应用例数较少,在这方面的临床经验不多。但是,对于有经验的腹腔镜泌尿外科医师,该项技术仍不失为一种治疗长度较短的输尿管狭窄的微创方法。

2.输尿管膀胱吻合术

(1)开放输尿管膀胱吻合术:输尿管下段短的狭窄首选输尿管膀胱吻合术。用于治疗膀胱输尿管反流的输尿管膀胱吻合术在此不讨论。单纯开放输尿管膀胱吻合术不同时行膀胱腰肌悬吊或膀胱瓣修复术适用于输尿管下段长为 4～5 cm 的输尿管梗阻。假如术后的膀胱输尿管反流是可以接受的,可直接吻合输尿管膀胱,不需要抗反流。否则,应行远端隧道再植术抗反流。对接受输尿管膀胱吻合术的成年患者的回顾性研究发现输尿管膀胱吻合口是否抗反流并不影响患者术后肾功能的恢复,输尿管再发梗阻的危险性也无差异。但是,目前尚不清楚成年患者直接行输尿管膀胱吻合术是否能减少肾盂肾炎的发生。

(2)腹腔镜下输尿管膀胱吻合术:已有多位学者报道成功施行腹腔镜下输尿管膀胱吻合术的案例。对于输尿管下段的梗阻,腹腔镜下输尿管膀胱吻合术通常应用经腹腔联合体内缝合技术。常规放置输尿管支架。目前该手术的例数报道仍较少,经验尚欠缺。但是,从已有的文献报道来看,该手术方式较开放手术对患者的创伤要小,术后恢复时间短。

3.膀胱腰肌悬吊术

(1)开放膀胱腰肌悬吊术:膀胱腰肌悬吊术能有效治疗输尿管下段较长的梗阻、缺损以及输尿管膀胱吻合术后持续反流或梗阻的患者,一般推荐输尿管梗阻长度在 6~10 cm 的施行该手术。膀胱腰肌悬吊术也被应用于断离的输尿管两端与对侧输尿管做端侧吻合术,以治疗复杂的输尿管梗阻。如果膀胱容积小,不易游离,则不适合施行膀胱腰肌悬吊术。术前除了行排泄性尿路造影、输尿管镜检查外,还应加做尿流动力学检查,了解膀胱容积和顺应性。一旦发现膀胱出口梗阻或神经源性膀胱,应先治疗,再行膀胱腰肌悬吊术。相比简单的输尿管膀胱吻合术,膀胱腰肌悬吊术可提供大约 5 cm 的额外长度。而相比膀胱瓣修复术,膀胱腰肌悬吊术操作更简单,减少了血管损伤和排尿困难的危险。该手术对于成人和儿童的成功率在 85% 以上,并发症很少见,主要包括输尿管再发梗阻、肠管损伤、髂静脉损伤、吻合口漏和尿脓毒症。

(2)腹腔镜下膀胱腰肌悬吊术:Nezhat 等于 2004 年报道成功应用腹腔镜行输尿管膀胱吻合加腰肌悬吊术。术前常规放置输尿管支架,手术过程经腹腔完成。该手术的例数报道很少,经验欠缺。但是从短期和中期随访的结果看,临床的疗效令人满意。

4.膀胱瓣修复术

(1)开放膀胱瓣修复术:当输尿管梗阻的部分太长或输尿管游离比较困难,输尿管吻合术和输尿管膀胱吻合术无法保证吻合口无张力的情况下,可考虑施行膀胱瓣修复术。膀胱瓣可以替代 10~15 cm 长的输尿管,在一定的条件下,螺旋形膀胱瓣一直可以连接到肾盂,尤其在右侧。与膀胱腰肌悬吊术相似,术前患者需接受排泄性尿路造影、输尿管镜检查以及尿流动力学检查,了解膀胱容积和顺应性。发现膀胱出口梗阻或神经源性膀胱,应先治疗再行膀胱瓣修复术。膀胱容积过小,不宜行膀胱瓣修复术。接受膀胱瓣修复术的患者数目较少,但只要膀胱瓣的血供良好,术后效果令人满意。最常见的并发症为术后再发梗阻,梗阻复发的原因大多为缺血或吻合口张力过大;偶有假性憩室形成。

(2)腹腔镜下膀胱瓣修复术:腹腔镜下膀胱瓣修复术已有成功的报道,但手术例数很少。Kavoussi等报道了3例远端输尿管梗阻成功经腹腔施行腹腔镜下膀胱瓣修复术。手术过程与开放手术类似,制成膀胱瓣,与输尿管行无张力吻合。手术持续时间为120~330分钟,术中出血量为400~600 mL。2名患者术后3天恢复出院,1名患者因术后出现难治性芽孢杆菌性结肠炎,住院13天。患者随访时间超过6个月,影像学检查吻合口通畅。在该报道中未提及腹腔镜下膀胱瓣修复术适合治疗的输尿管梗阻长度。在另一项研究报道中认为腹腔镜下膀胱瓣修复术适合治疗8~12 cm的输尿管梗阻。

5.肾脏移位术

肾脏移位术最早于1964年由Popescu报道。该手术能为输尿管上段缺损提供额外的长度,同时可以减少输尿管修复的吻合口张力。该手术方式可提供额外8 cm的长度。在这类手术中,肾脏血管尤其是肾静脉限制肾脏游离的范围。作为解决的方法,可将肾静脉切断,重新吻合在更低位置的腔静脉。该方法现在已很少使用。

6.输尿管切开插管术

由于其他外科手术的发展,该技术已很少使用。该手术一般用于传统的输尿管吻合术和输尿管膀胱吻合术无法施行的10~12 cm长的输尿管梗阻。目前,该方法有新的改进,即联合口腔黏膜移植于梗阻处。

7.断离的输尿管两端与对侧输尿管做端侧吻合术

断离的输尿管两端与对侧输尿管做端侧吻合术在1934年由Higgins首次报道。该术式适用于输尿管长段梗阻,剩余正常的输尿管无法吻合到膀胱上的情况。对于残留的正常输尿管长度无法与对侧输尿管吻合,为本术式的绝对禁忌证。相对禁忌证包括既往有肾结石病史、腹膜后纤维化、输尿管恶性肿瘤、慢性肾盂肾炎和腹部-盆腔放疗史。如果接受移植的输尿管存在反流,应进一步证实并纠正。应在术前完成排尿期膀胱X线检查、输尿管镜检查及其他相关影像学检查,以评估双侧输尿管的功能。

多位学者报道断离的输尿管两端与对侧输尿管做端侧吻合术的治疗效果,结果令人满意。腹腔镜下施行该手术尚未见报道。

8.回肠代输尿管术

对于长段的输尿管梗阻或缺损,尤其是近段的输尿管,外科治疗始终具有挑战性。应用膀胱尿路上皮替代输尿管,重建输尿管是目前认为最理想的方法。因为尿路上皮不吸收尿液,而且可以抵抗尿液的腐蚀及致癌作用。在无法应用膀胱尿路上皮替代输尿管的情况下,才考虑应用其他组织替代输尿管。回肠代输尿管术被认为是一种令人满意的治疗复杂的输尿管长段狭窄的方法。而输卵管和阑尾并非可靠的输尿管替代物。

(1)开放回肠代输尿管术:Shoemaker 等于 1909 年首次报道 1 例为患泌尿系统结核的女性患者施行回肠代输尿管术。之后,有学者应用犬对回肠输尿管的代谢和生理功能进行研究。当一段回肠直接吻合到膀胱上,膀胱输尿管反流以及肾盂的压力增高只在排尿时出现。比较逐渐变细和没有逐渐变细的替代肠管发现肾脏内压力以及相关代谢无差异。膀胱内压力的逆行传导取决于替代输尿管的回肠长度以及排尿时的压力。Waldner 等报道如果替代输尿管的回肠长度>15 cm,无尿液反流到肾盂。

Boxer 等对 89 例接受回肠代输尿管的患者进行随访,发现术前肾功能正常的患者仅有 12% 术后出现明显的代谢问题,因此认为术前患者的肾功能是评估预后的重要因素。在另一项研究中,接近一半的术前血肌酐水平在 0.02 g/L 之上的患者,术后发展为代谢性酸中毒,需要再插管引流尿液。在该项研究中,同时发现膀胱功能障碍或出口梗阻的患者术后并发症明显增高。尚无研究资料表明抗反流的吻合口、回肠代输尿管的长度缩短优于标准的回肠代输尿管术。综上所述,回肠代输尿管术的禁忌证包括患者基础的血肌酐水平在 0.02 g/L 之上、膀胱功能障碍或出口梗阻、炎症性肠炎、放射性肠炎。

在围术期,与替代输尿管的回肠有关的并发症包括早期尿外渗或尿性囊肿、肠壁水肿引起的梗阻、黏液栓、肠管扭转,尤其是肠管缺血坏死,应引起临床医师的高度重视。如果患者术后出现急性腹痛,应排除肠坏死。患者术前肾功能正常,一般术后很少出现肾功能不全、电解质紊乱。假如患者术后出现明显的代谢异常,合并替代输尿管的肠管膨胀、扩张,应考虑存在膀胱尿道功能障碍。远期并发症主要是可能使替代输尿管的肠管恶变概率升高。推荐患者接受定期术后随访,手术后 3 年开始行输尿管镜检查,以利于早期发现恶变。但是,Bonfig 等对 43 例接受开放回肠代输尿管术的患者进行平均长达 40.8 个月的随访,未发现恶变。

(2)腹腔镜下回肠代输尿管术:Gill 等报道成功施行腹腔镜下回肠代输尿管

术。整个手术过程包括吻合口缝合和打结均在腹腔镜下完成。尽管整个手术持续的时间比较长,达到 8 小时,但是手术创伤小,患者术后第 5 天就能出院。

9.自体肾移植

1963 年,Hardy 首次应用自体肾移植治疗了 1 例近端输尿管损伤的患者。之后,自体肾移植手术被逐渐应用于治疗多种疾病,包括严重的输尿管损伤及缺损。通常情况下,自体肾移植主要适用于患侧输尿管严重梗阻、对侧肾脏缺失或丧失大部分功能、其他方法如回肠代输尿管手术无法施行的情况。由于肾脏有较长的血管,因此适于自体移植术。近年来,腹腔镜下自体肾移植手术已被成功应用于严重的输尿管缺损和梗阻。腹腔镜下自体肾移植一般采用经腹途径,也有学者尝试经腹膜后途径,均取得较好的疗效。首先将待移植的肾脏切除,方法同腹腔镜下供体肾切除术,然后将移植的肾脏置于髂窝处,吻合血管,近端正常的输尿管吻合于膀胱,也可以直接将肾盂与膀胱吻合。腹腔镜下自体肾移植较常规的开放自体肾移植,术后应用镇痛药物的剂量明显减少,恢复明显较开放手术快,具有微创的优势。

如果患者病情较重,输尿管梗阻暂时无法解除,可行经皮肾穿刺造瘘,引流尿液,以利于感染的控制和肾功能的改善;待患者一般情况好转后,再治疗输尿管梗阻。如果输尿管梗阻无法解除,则永久保留肾造瘘。如果患者肾积水严重,肾实质显著破坏、萎缩或合并严重的感染,肾功能严重丧失,同时对侧肾脏功能正常,可考虑施行肾输尿管切除术。否则,应尽可能保留肾脏,尤其是儿童和年轻患者。

第四节　膀胱出口梗阻

膀胱出口梗阻是发生于膀胱颈部及其周围的任何病变导致膀胱尿液排出障碍的一种病理状态的统称。常见的疾病有前列腺增生症、前列腺肿瘤、前列腺切除术后瘢痕挛缩、膀胱段切除术后吻合口狭窄、膀胱颈部纤维化、先天性膀胱颈部梗阻、膀胱颈部炎症、膀胱颈部结核、膀胱颈部肿瘤、输尿管间嵴肥大、正中嵴肥大及膀胱颈部周围疾病压迫或累及膀胱颈部引起梗阻,如子宫颈癌、直肠癌等。

膀胱出口梗阻一旦发生,对上尿路的影响为双侧性,故肾脏的损害出现较晚,一般无上尿路损害的急性表现,但有明显的排尿困难症状。一旦引起双侧肾脏损害,其代偿能力差,易出现肾衰竭。

一、女性膀胱颈部梗阻

女性膀胱颈部梗阻可发生于任何年龄,以老年者居多,年龄越大发病率越高。病因、发病机制复杂,可能为膀胱颈纤维组织增生、膀胱颈部肌肉肥厚、慢性炎症所致的硬化以及老年女性激素平衡失调导致的尿道周围腺体增生等。

(一)临床表现

由于女性尿道比较短直的解剖特点,并非所有的膀胱颈部梗阻患者均表现出典型的排尿困难,表现为排尿迟缓和尿流缓慢者不在少数。随着病情进展患者尿流变细,逐渐发展为排尿费力,呈滴沥状,后期出现残余尿增多、慢性尿潴留、充盈性尿失禁。合并尿路感染的病例会出现膀胱刺激症状,梗阻严重者可有双肾输尿管积水及慢性肾衰竭。

(二)诊断

任何年龄女性如出现尿频尿急等下尿路症状,特别是出现进行性排尿困难应想到本病的可能,并进行下列针对性检查。

1.膀胱颈部触诊

部分成年妇女经阴道触摸膀胱颈部,可感到有不同程度的增厚,特别是尿道内置有导尿管时,膀胱颈部增厚更为明显。

2.残余尿量测定

残余尿量测定可用B超或导尿法测定。导尿法测定残余尿量最为准确,排尿后即刻在无菌条件下导尿,放出的全部尿液即为残余尿。正常人残余尿在10 mL以下。通过插入导尿管,亦可直接了解尿管在膀胱颈部受阻情况。残余尿量与梗阻程度成正比。而残余尿量的多少也有助于治疗方法的选择。

3.X线检查

排尿期膀胱尿道透视和拍片可了解排尿时膀胱颈部的活动情况,并可了解膀胱输尿管反流及程度。

4.膀胱镜检查

典型的表现有:①膀胱的增生肥厚性病变(如小梁、憩室等)。②膀胱颈部黏膜僵硬水肿,可见滤泡性增生。③颈口后唇突起,形成一堤坝样改变,有时可见膀胱颈呈环形狭窄,膀胱内口呈领圈样突起。④膀胱镜检查时,嘱患者做排尿动作,正常时膀胱后唇退出视野之外,而颈部梗阻者则失去此能力,其收缩运动减弱或消失,并可排除膀胱结石、肿瘤等原因引起的排尿梗阻。

5.尿流动力学检查

虽然尿流动力学检查在男性膀胱出口梗阻诊断的价值已得到公认,但在女性尚无相应的诊断标准。最大尿流率检查被认为是一种最好的筛选方法,虽然尿流率低不能区别是膀胱颈梗阻引起或是逼尿肌无力引起,但如果同时做逼尿压力及尿流率,便可准确地确定有无膀胱颈梗阻。排尿时,如平均最大逼尿肌压高而最大尿流率低,则提示存在梗阻;如平均最大逼尿肌与最大尿流率均低,则表明逼尿肌收缩无力。

6.上尿路检查

对疑有上尿路损害者,均应做分泌性尿路造影或放射性核素检查。

7.肾功能及血液生化检查

双肾功能明显受损者,方出现氮质血症(血非蛋白氮、尿素氮、肌酐等升高),故此检查不能早期揭示肾功能损害情况。酚红排泄试验能较早地提示肾盂积水及肾功能状况。对肾脏已有损害的患者,还应检测钾、钠、氯及二氧化碳结合力等,以判断有无电解质平衡失调及酸中毒。

鉴别诊断上,本病主要应与神经源性膀胱、尿道狭窄、尿道息肉、尿道结石等疾病鉴别,可通过影像学检查、膀胱尿道镜结合尿动力学检查等进行鉴别。

(三)治疗

1.保守治疗

保守治疗适用于症状较轻,排尿困难不明显者或无剩余尿者或无膀胱输尿管反流及肾功能损害者,治疗方法包括:选择性 α 受体阻滞剂、尿道扩张术等。合并尿路感染者,应在充分引流尿液的同时,选用有效的抗生素控制感染。

2.手术治疗

(1)经尿道膀胱颈电切术:适用于有明显膀胱颈梗阻及保守治疗无效者。手术要点包括:切除部位从截石位 6 点开始,先用钩形电刀切至膀胱肌层,切开狭窄的纤维环,再以此为中心半月形电切 5~7 点的组织。手术过程中切除范围不要过大、过深,以长度 1~2 cm,宽度 0.5~1 cm 为宜,使后尿道与膀胱三角区在电切后接近同一平面。手术时可切除膀胱颈部的环形狭窄组织,而不可切除和损坏尿道括约肌环,否则可发生尿失禁或膀胱阴道瘘等并发症。

(2)膀胱颈楔形切除成形术:手术要点包括以下情况。打开膀胱后,在膀胱颈远侧约 1 cm 处的尿道前壁缝一标志,在标志近侧至膀胱前壁做倒 Y 形切口,各壁长 2～3 cm,交角恰位于膀胱颈上方,将 V 形膀胱瓣与切口远端创缘缝合,再依次将膀胱颈做 V 形缝合。

二、男性膀胱颈梗阻

男性膀胱颈梗阻是一种常见病及多发病,分为功能性膀胱颈梗阻和膀胱颈挛缩。

功能性膀胱颈梗阻是由于膀胱颈自主神经功能失调引起的一种疾病,但神经系统检查无阳性体征。根据国际尿控协会的规定:排尿时有逼尿肌收缩,但膀胱颈开放不全或完全不能开放;内镜检查及尿道探子检查无器质性膀胱下尿路梗阻证据,且无明确神经病变者称为功能性膀胱颈梗阻。其病因可能与交感神经,膀胱颈部 α、β 受体兴奋性改变有关。

膀胱颈挛缩多认为是由于膀胱颈部及其周围脏器的慢性炎症导致膀胱颈部纤维化而致,亦可由各种前列腺手术时的损伤所致,以经尿道前列腺切除术和前列腺摘除术后的膀胱颈挛缩发生率最高。

(一)临床表现

表现主要为下尿路梗阻症状:排尿困难、排尿迟缓、尿流变细、尿频和夜尿增多及排尿不尽感、急或慢性尿潴留、尿失禁甚至血尿等。

(二)诊断

1.病史

有排尿困难等下尿路症状,或于各种前列腺手术后出现排尿困难的病史。仔细分析临床症状和询问病史,对于确定梗阻的类型和估计梗阻的程度有重要价值。

2.体格检查

除了进行系统的体格检查外,应特别强调直肠指诊和尿道探子检查。

3.实验室检查

尿常规检查、血液生化检查,以了解尿液质量的改变和肾功能情况。

4.X 线检查

排泄性尿路造影能发现主要并发症和了解上尿路功能情况。尿道膀胱造影可从造影片上清晰显示出梗阻部位、程度和长度。

5.膀胱镜检查

膀胱镜检查可以直接观察梗阻部位并对梗阻的原因进行诊断,膀胱镜检查时可见内括约肌呈环状狭窄,把尿道和膀胱明显分开;膀胱颈抬高,膀胱颈呈苍白色或有玫瑰色,其表面通常光滑,缺少血管分布。

6.尿流动力学检查

普通尿流动力学检查和影像尿动力学检查对诊断有重要参考价值,应用该项检查在临床上有助于早期诊断。简单的自由尿流率测定可提供初步判断,最大尿流率<15 mL/s,提示存在下尿路梗阻的可能。在普通尿流动力学检查中,压力流率测定是公认的诊断手段,判断指标有 A-G 图和 Lin PURR 图等方法。与 A-G 图相对应的是 A-G 数的应用,A-G 数=最大尿流率时的膀胱逼尿肌压力-2 倍的最大尿流率。A-G 数高于 40,表示有膀胱出口梗阻存在,数值越大表示梗阻越严重;A-G 数在 15~40 表示有梗阻可疑;A-G 数低于 15 表示无梗阻存在。

注意与以下 6 种疾病鉴别诊断。①尿道狭窄:多有尿道炎、尿道器械检查或外伤史。行尿道造影或尿道镜检查可明确尿道狭窄的部位和程度。②后尿道瓣膜:主要见于男童,排尿性膀胱尿道造影对鉴别诊断有重要价值。膀胱颈部梗阻患者,瓣膜处有很薄一层充盈缺损,尿道镜检查可直接观察到瓣膜存在。③精阜肥大:先天性精阜肥大的临床表现与膀胱颈部挛缩相同,在排尿性膀胱尿道造影时可见到梗阻以上后尿道扩张,后尿道填充缺损。尿道镜检查可见到肥大隆起的精阜。④神经源性膀胱:多有神经受损病史,如脊髓炎、多发性脊髓硬化症、脊椎外伤等。神经系统的检查可鉴别此病,膀胱压力测定显示各类神经源性膀胱功能障碍的图像。⑤逼尿肌无力症:通过尿动力学检查可鉴别。⑥前列腺增生症:为老年人常见疾病,直肠指诊和尿道膀胱造影可鉴别。

(三)治疗

1.保守治疗

保守治疗适用于下列情况:①没有残余尿或残余尿少(10~20 mL);②无慢性肾功能不全;③无反复的尿路感染;④输尿管反流不明显。

保守治疗的药物主要包括α受体阻滞剂、糖皮质激素、抗生素等。对合并有感染和使用尿道扩张器者,均应使用抗生素治疗。

2.手术治疗

(1)膀胱颈部扩张术:对先天性和原发性膀胱颈部挛缩,单纯应用尿道扩张术治疗效果多不满意,对前列腺增生切除术及经尿道前列腺电切术后的膀胱颈部梗阻,可应用尿道扩张治疗。

(2)膀胱颈切开术:楔形切开膀胱颈肌层,破坏其狭窄环。

(3)膀胱颈切除术:适用于各种原因引起的膀胱颈部挛缩和小儿膀胱颈梗

阻。方法是在膀胱颈后唇将黏膜弧形切开,于黏膜下潜行分离,显露膀胱颈肌层,将膀胱肌层做楔形切除。

(4)膀胱颈 Y-V 成形术:经耻骨后途径显露膀胱颈部及膀胱前壁,于膀胱前壁做 Y 形切口,将 V 形膀胱瓣与切口远端创缘缝合,以扩大膀胱颈部管腔。

(5)经尿道膀胱颈部电切术:切断环形缩窄环,使梗阻得以解除,有主张切开部位以膀胱颈截石位 12 点最佳,也有主张切开范围在 5~7 点位置;深度为切除膀胱颈部全层,至见到脂肪组织。术后持续尿管引流尿液 2~3 周,拔除尿管后行尿道扩张术,初时每周 1 次,连续 3 次后改为每 2 周 1 次,之后改为 4 周、2 个月、3 个月、6 个月至 1 年扩张 1 次后,即可停止扩张。

第五节 肾 积 水

尿液由肾排出受阻,蓄积后肾内压力增高,造成肾盂肾盏扩张和肾实质压迫性萎缩,功能减退,致尿液积聚在肾内称为肾积水。肾积水容量超过 1 000 mL 或小儿超过 24 小时尿液总量时,称为巨大肾积水。各种原因所导致的尿路任何部位的梗阻最终都可引起肾积水,上至肾盂,下至尿道外口。正常妊娠所导致的肾积水是一种可复性生理改变。

一、病因及发病机制

由于泌尿系统发生梗阻的部位及程度不同,尿路中各个器官的病理改变亦各有异,但基本的病理改变是发生梗阻的部位以上压力增高,尿路扩张积水,长时间未能解除梗阻将导致肾积水和肾功能损害。

上尿路慢性梗阻时,梗阻部位以上压力增高,输尿管收缩力增加,蠕动增强,管壁因平滑肌增生而增厚。当尿路内压力增高到一定程度时,可使肾小球滤过压降低,滤过率减少,但肾内的血液循环仍可保持正常,肾的泌尿功能仍能持续一段时间,此时肾内尿液可通过肾盂静脉、集合管、淋巴逆流,使肾盂和肾小管的压力有所下降,肾小球泌尿功能得以维持,起到暂时平衡作用。如尿路梗阻不能及时解除,尿液的回流无法缓冲不断分泌的尿液时,梗阻进一步加重,肾盂内压力持续升高,压迫肾小球、肾小管及附近的血管,造成肾脏缺血缺氧,尿路平滑肌逐渐萎缩,张力减退,管壁变薄,蠕动减弱乃至消失,失去代偿能力,导致肾内积水逐渐增多,肾功能受损,最后肾脏成为一个无功能的巨大水囊。

二、临床表现

肾积水由于原发病因、梗阻部位、程度、时间长短及病情发展快慢不同,因此临床表现各不相同,甚至可全无症状。

(一)导致梗阻的原发病

泌尿系统肿瘤多为肉眼血尿,泌尿系统结石引起的梗阻常有镜下血尿、前列腺增生、或尿道狭窄导致膀胱出口梗阻时有排尿困难、炎症,或结核引起继发性肾积水等,因此肾积水多以原发病因的症状和体征为主要表现,很少显现出肾积水的征象。

(二)肿块

因肾下极异位血管或纤维束压迫输尿管、先天性肾盂输尿管连接处狭窄等所引起的肾积水,由于病情发展常较缓慢,临床症状常不明显或仅有腰部隐痛不适。但当肾积水达较严重程度时,可出现腹部肿块。有些患者特别是小儿因腹部肿块就诊时,体检时腹部可触及肿大的肾脏,表面光滑且多有囊性感。腹部肿块也是大多数此类患者就诊的最初原因。

(三)疼痛

疼痛是肾积水较常见的症状,多表现为间歇性腰部和(或)腹部胀痛。引起疼痛的主要原因是大量饮水,积水的肾脏增大,肾包膜受牵拉。

(四)感染

肾积水易引发感染,合并感染时可出现尿频、尿急、尿痛及脓尿,严重时可以出现全身中毒症状,但是老年、免疫功能下降、营养不良患者的临床表现可不明显,甚至不出现任何症状。

(五)肾衰竭

尿路梗阻引起的肾积水,如梗阻长时间不能解除,可导致肾功能损害严重,出现程度不同的食欲缺乏、恶心呕吐、乏力、水肿等肾衰竭表现。双侧或孤立肾发生急性梗阻时可出现少尿或无尿等急性肾衰竭表现。

三、辅助检查

根据临床表现和相关检查结果判断肾积水的存在及程度,还应同时明确引起肾积水的病因、梗阻的部位及有无感染,评估患侧肾脏的损害程度以及对侧肾脏的功能状况。

（一）实验室检查

1.血液检查

血液检查了解有无感染、氮质血症、酸中毒、电解质紊乱及总肾功能。

2.尿液检查

尿液检查除尿常规检查和尿细菌培养外，必要时需进行结核杆菌和脱落细胞的检查。发生慢性梗阻时，尿液检查可发现尿钠浓度升高、尿液渗透压降低、尿/血浆肌酐比率下降。

（二）影像学检查

1.X 线片检查

X 线片对肾积水的诊断有重要价值。如肾积水是结石所致，尿路平片可见到尿路结石影及积水增大的肾轮廓。

2.B 超检查

超声可以明确判定增大的肾是实性肿块还是肾积水，清晰的显示肾实质、肾盂及输尿管扩张情况，并可确定肾积水的程度和肾皮质萎缩情况，也可显示梗阻的部位及病因，简便易行无创伤，尤其是对造影剂过敏者、妊娠妇女、婴儿及胎儿更为适宜，是诊断肾积水的首选检查方法。

3.静脉尿路造影

静脉尿路造影早期可见肾盏、肾盂扩张，肾盏杯口消失或呈囊状显影，可以了解肾积水的梗阻部位、原因、程度以及患肾的功能状况，也可反映对侧肾功能以及整个尿路状况。

4.CT 检查

CT 尿路成像可清晰显示肾、输尿管、膀胱的形态，可清楚显示肾积水程度和肾实质萎缩情况，判断肾积水的原因和程度，有助于腹腔、腹膜后和盆腔病变的鉴别诊断。

5.MRI 检查

MRI 检查主要了解肾积水的尿路形态学改变，对肾积水的诊断有独到之处。肾积水导致肾功能损害严重时，排泄性尿路造影患肾多不显影，MRI 水成像则可以清晰地显示梗阻部位及其以上的尿路形态，可代替逆行性尿路造影。

（三）内镜和尿动力学检查

膀胱尿道镜检查可了解下尿路梗阻情况，经膀胱镜将输尿管导管插至梗阻部位以上时,可见尿液快速滴出。输尿管镜检查则可了解上尿路梗阻的原因和部位。输尿管镜及膀胱镜可用于部分尿路梗阻患者的检查,对腔内病变引起的梗阻可明确诊断,还可以同时进行治疗。尿动力学检查可用来鉴别下尿路梗阻的原因,区别膀胱逼尿肌收缩功能障碍或膀胱出口梗阻。

四、治疗原则

尿路发生急性完全性梗阻 24 小时就可以导致肾单位损害,如梗阻未能及时解除,梗阻持续 10 天则肾功能下降 30%,梗阻持续 30~40 天造成的肾功能损害则难以恢复。慢性尿路梗阻病因解除后肾功能则可得到改善。因此,争取时间尽早解除梗阻、去除病因、控制感染、最大限度地保护肾功能、预防并发症的发生是治疗肾积水的主要原则。

(一)非手术治疗

非手术治疗适用于可自行缓解的梗阻病变如炎症、水肿、输尿管小结石、早期的肾盂输尿管连接部梗阻、间歇性发生肾积水的肾下垂等,但是对于此类患者必须进行严密随访观察。如果患者病情较危重,不能承受较大的手术或梗阻暂时不能解除时,可先在超声引导下进行造瘘,引流出尿液,利于感染的控制和肾功能的改善。对于肾积水合并继发感染的患者,应定期检查尿常规和尿培养等,及时应用敏感抗生素控制感染,避免感染加重。

(二)手术治疗

对于全身情况许可,并且能够通过手术治疗解除梗阻的患者,均应尽早施行手术,去除病因,恢复肾功能。如遇输尿管周围严重病变导致梗阻需长期引流者,可经膀胱镜放置输尿管双"J"管。如患侧肾已无功能或严重受损,预测及时解除梗阻亦无恢复的可能,则考虑肾切除术。

1.肾造瘘术

若肾功能损害较为严重,病情危重者,病因暂不能处理时,应先在梗阻以上部位进行引流,待感染控制、肾功能改善后,再针对病因治疗。如梗阻病因不能去除,肾造瘘则作为永久性治疗措施。

2.肾切除术

严重肾积水导致肾实质显著破坏、萎缩,剩余的肾实质过少且功能受损严重,引起肾性高血压,或伴有严重感染致肾积脓时,在确保健侧肾功能良好的情况下,可根据情况切除患肾。

第六节 尿 潴 留

尿潴留是指尿液潴留在膀胱内不能排出,常常由排尿困难发展到一定程度引起。尿潴留分为急性与慢性 2 种。急性尿潴留发病突然,十分痛苦,是一种常见急症,需及时处理;慢性尿潴留起病缓慢,病程较长,下腹部可触及充满尿液的膀胱,但患者却无明显痛苦。

一、病因

引起尿潴留的病因很多,可分为机械性梗阻和动力性梗阻 2 类,其中以机械性梗阻病变最多见。

(一)机械性梗阻

任何导致膀胱颈部及尿路梗阻的病变,例如良性前列腺增生、前列腺肿瘤、膀胱颈挛缩、膀胱颈部肿瘤均可引起尿潴留;先天性后尿道瓣膜及各种原因引起的尿道损伤、尿道狭窄、异物、肿瘤和尿道结石也均会引起尿潴留;此外,处女膜闭锁的阴道积血、盆腔肿瘤、妊娠的子宫等也可引起尿潴留。

(二)动力性梗阻

膀胱、尿道无器质性梗阻病变,由排尿动力障碍所致的潴留称为动力性梗阻。中枢和周围神经系统病变是最常见的病因,如脊髓或马尾损伤、肿瘤、糖尿病等造成神经源性膀胱功能障碍继而引起尿潴留。妇科盆腔根治性手术损伤副交感神经分支、肛管直肠手术及腰椎麻醉术后均可能出现排尿困难,引起尿潴留。此外,各种松弛平滑肌的药物如阿托品、山莨菪碱等,偶尔亦可导致排尿困难引起尿潴留;高热、昏迷、低血钾后不习惯卧床排尿者亦会出现尿潴留。

二、临床表现

尿潴留患者体检时耻骨上区常可见到半球形膨隆,用手按压有明显尿意,叩诊为浊音。

(一)急性尿潴留

发病突然,膀胱胀满但滴不出尿,胀痛难忍,辗转不安,有时从尿道溢出部分尿液,但不能减轻下腹疼痛。

(二)慢性尿潴留

起病缓慢,膀胱内尿液长期不能完全排空,有残余尿存留,多表现为排尿不畅、尿频,常有排尿不尽感,有时出现尿失禁现象,因此慢性尿潴留患者多以充盈性尿失禁就诊。

三、诊断要点

根据病史及典型的临床表现,尿潴留诊断并不困难。超声检查可以明确诊断。

尿潴留应与无尿鉴别,无尿是指肾衰竭或上尿路完全梗阻,膀胱内空虚无尿,两者含义不同,不能混淆。

四、治疗原则

(一)急性尿潴留

1.非手术治疗

(1)病因处理:及时解除病因,对症处理,恢复排尿。

(2)诱导、药物或导尿:对术后动力性梗阻引起的尿潴留可采用诱导排尿、针灸、穴位注射新斯的明的方法,或病情允许下改变排尿姿势。如病因不明或梗阻一时难以解除,可行急诊处理,施行导尿术,然后做进一步检查明确病因并进行治疗。

2.手术治疗

梗阻病因不能解除时,可行膀胱造瘘术,长期引流尿液。

急性尿潴留放置导尿管或膀胱穿刺造瘘引流尿液时,应间歇缓慢地放出尿液,避免快速排空膀胱,1次放尿量不可超过 1 000 mL,以免内压骤然降低而引起膀胱内大量出血。

(二)慢性尿潴留

若为机械性梗阻引起的尿潴留,有上尿路扩张肾积水、肾功能损害者,应先引出膀胱内尿液,待肾积水缓解、肾功能改善后,针对病因择期手术或采取其他方法治疗。若为动力性梗阻引起的尿潴留,多数患者需间歇清洁自我导尿,如自我导尿困难或上尿路积水严重者,可做耻骨上膀胱造瘘术(图 3-1)或者其他尿流改道术。

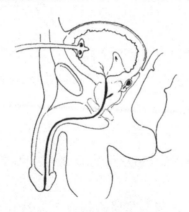

图 3-1 耻骨上膀胱造瘘术

第七节 良性前列腺增生

良性前列腺增生(benign prostatic hyperplasia，BPH)简称前列腺增生，病理学表现为细胞增生，是引起中老年男性排尿障碍最为常见的一种良性疾病。

一、病因

有关前列腺增生发病机制的研究很多，但至今病因仍尚未完全明确。目前公认老龄和有功能的睾丸是前列腺增生发病的 2 个重要因素，二者缺一不可。组织学上 BPH 的发病率随年龄的增大而增加。随着年龄逐渐增大，前列腺也随之增生，男性在 45 岁以后前列腺可有不同程度的增生，多在 50 岁以后出现临床症状。性激素的调控，前列腺间质细胞和腺上皮细胞相互影响，各种生长因子的作用，随着年龄增大体内性激素平衡失调以及雌、雄激素的协同效应等，可能是前列腺增生的重要病因。另外炎症细胞、神经递质及遗传因素也是影响前列腺增生的相关因素。

二、病理

前列腺分为外周区、中央区、移行区和尿道周围腺体区。正常移行区只占前列腺组织的 5% 左右，而外周和中央区占前列腺体积的 95%。前列腺增生主要发生在移行区和尿道周围腺体区，前者在早期主要表现为腺体组织增生，而后者则完全为间质增生。前列腺的解剖包膜坚韧，可使增生的腺体受压并向尿道和膀胱膨出,造成尿道梗阻。间质中的平滑肌是构成前列腺的重要组成部分,平滑肌以及前列腺尿道周围组织主要受肾上腺素能神经支配,α受体尤其是 α_1,前列腺内尤其是围绕膀胱颈部的平滑肌内含有丰富的 α 肾上腺素能受体,这些受体的激活使该处平滑肌收缩,可明显增加前列腺部尿道的阻力,这是引起排尿困难或梗阻的功能性因素。

三、临床表现

前列腺增生是一种缓慢进展的良性疾病,多在 50 岁以后出现症状,60 岁左右症状更加明显。随着年龄的增加主观症状和客观检查都有进行性加重趋势,但症状与前列腺体积大小之间并不一致,而是取决于梗阻的程度、病变发展速度以及是否合并感染和结石等,症状可时轻时重。

(一)症状

1.尿频

尿频是前列腺增生最常见的早期症状,夜间更为明显。早期尿频是因增生的前列腺充血刺激引起,随着梗阻加重,残余尿量增多,膀胱有效容量减少,尿频逐渐加重。此外,梗阻诱发逼尿肌功能改变,膀胱顺应性降低或逼尿肌不稳定,尿频更为明显,并出现急迫性尿失禁等症状。

2.排尿困难

进行性排尿困难是前列腺增生最主要的症状,但发展缓慢。典型表现是轻度梗阻时排尿迟缓、断续,严重梗阻时排尿费力、射程短、尿线细而无力、终末滴沥、排尿时间延长。梗阻加重,残余尿量较多时,常需要用力并增加腹压以帮助排尿,排尿终末常有尿不尽感。

3.尿潴留

当梗阻达一定程度时,膀胱逼尿肌功能受损,收缩力减弱,残余尿逐渐增加,继而发生慢性尿潴留。膀胱过度充盈达到膀胱容量极限时,少量尿液从尿道口溢出,称为充溢性尿失禁。在前列腺增生的任何阶段中,患者可因气候变化、劳累、饮酒、便秘、久坐等因素,导致前列腺突然充血、水肿引起急性尿潴留,患者不能排尿、膀胱胀满、下腹疼痛难忍,常需急诊导尿处理。

4.其他

前列腺增生时因局部充血腺体表面黏膜较大的血管破裂,可发生不同程度的无痛性肉眼血尿,应与泌尿系统肿瘤引起的血尿鉴别。因慢性尿潴留出现肾功能损害时,可出现食欲差、恶心、呕吐、贫血、乏力等症状。前列腺增生合并感

53

染或结石时,可出现明显尿急、尿痛等膀胱刺激症状。

(二)体征

直肠指诊可触及增大的前列腺,表面光滑、质韧、有弹性,中间沟消失或隆起。

四、辅助检查

(一)体格检查

直肠指诊是前列腺增生重要的检查方法,须在膀胱排空后进行,可了解前列腺的大小、形态、质地,肛门括约肌张力情况,前列腺有无结节及压痛,中央沟是否变浅或消失。多数患者可触到增大的前列腺,表面光滑、质韧、有弹性、边缘清楚、中间沟变浅或消失。直肠指诊时应注意肛门括约肌张力是否正常,前列腺有无硬结,这些是鉴别神经性膀胱功能障碍及前列腺癌的重要体征。下腹部触诊和叩诊可了解是否存在慢性尿潴留。此外,肛周和会阴外周检查可以了解有无神经系统疾病。

(二)尿液检查

尿液检查可以了解血尿、蛋白尿、脓尿及尿糖情况。

(三)超声检查

超声检查可了解前列腺形态、大小、增生腺体是否突入膀胱及突入膀胱的程度,还可以了解膀胱有无结石、憩室、占位性病变以及上尿路有无继发积水等。经直肠超声检查对前列腺内部结构分辨度更为精确,经腹壁超声检查可测量膀胱残余尿量。

(四)尿流率检查

尿流率测定可以初步判断前列腺增生患者的梗阻程度,应重点关注最大尿流率和平均尿流率 2 项指标,以前者更为重要。评估最大尿流率时,要求排尿量在 150 mL 以上才有诊断意义,重复检查可增加可靠性,如最大尿流率 <15 mL/s,提示排尿不畅;如最大尿流率 <10 mL/s,提示梗阻较为严重,常是手术指征之一。如需进一步了解逼尿肌功能,明确排尿困难是否由于其他膀胱神经源性病变所致,应行尿流动力学检查。

(五)血清前列腺特异性抗原测定

血清前列腺特异性抗原测定是筛查前列腺癌的重要项目,在诊断前列腺增生时必须进行,尤其是前列腺有结节或质地较硬时十分必要。但许多因素都可影响血清前列腺特异性抗原的测定值,如年龄、前列腺增生、炎症、前列腺按摩以及经尿道的操作等,这些因素均可使血清前列腺特异性抗原增高。此外,如下尿路症状与前列腺体积不相符合,或伴有肉眼血尿时,应选择尿道膀胱镜检查,以鉴别膀胱颈挛缩或膀胱肿瘤等其他疾病,还可确定有无膀胱憩室、结石及尿道狭窄等情况。静脉尿路造影、CT尿路成像和膀胱镜检查等,可以排除合并有泌尿系统肿瘤的可能。放射性核素肾图有助于了解上尿路有无梗阻及肾功能损害。

五、诊断要点

诊断前列腺增生需要根据病史、症状、体格检查尤其是直肠指诊、影像学检查、尿流动力学检查及内镜检查等综合判断。了解患者的病史至关重要,特别是下尿路症状的特点、持续时间及其伴随症状。同时应了解外伤史、盆腔手术史和神经系统病史,还应询问患者的治疗史。国际前列腺症状评分(表3-2)是判断前列腺增生下尿路症状严重程度及其对患者生活质量影响的公认的有效方法。

表 3-2　国际前列腺症状评分

在最近的一个月,您是否有以下症状?	无	在 5 次中					症状评分
		少于1次	少于半数	大约半数	多于半数	几乎每次	
1.是否经常有尿不尽感?	0	1	2	3	4	5	
2.2 次排尿间隔是否经常<2 小时?	0	1	2	3	4	5	
3.是否曾经有间断性排尿?	0	1	2	3	4	5	
4.是否有排尿不能等待现象?	0	1	2	3	4	5	
5.是否有尿线变细现象?	0	1	2	3	4	5	
6.是否需要用力及使劲才能开始排尿?	0	1	2	3	4	5	
7.从入睡到早起一般需要起床排尿几次?	没有	1次	2次	3次	4次	5次	
	0	1	2	3	4	5	
症状评分=							

注:总分 0～35 分;轻度症状 0～7 分;中度症状 8～19 分;重度症状 20～35 分。

六、治疗原则

前列腺主要治疗目标是改善下尿路症状、提高生活质量、预防疾病进展及防治并发症,主要治疗方法包括随访观察、药物治疗、非手术介入治疗和手术治疗。

(一)非手术治疗

1.随访观察

前列腺增生病程进展缓慢,临床表现可时轻时重,病变早期无明显前列腺增生症状和无残余尿者一般不需处理,可以等待观察,门诊随访,定期复查,每年至少 1 次,如轻度下尿路症状(国际前列腺症状评分≤7),或中度以上症状(国际前列腺症状评分≥8)但生活质量尚未受明显影响的患者。

2.药物治疗

药物治疗适用于有轻度临床症状、残余尿<50 mL 的患者。包括 α 受体拮抗剂、激素、降低胆固醇药物以及植物药疗等。其中以 $α_1$ 受体拮抗剂特拉唑嗪、5α 还原酶抑制剂非那雄胺为常用药物。

3.其他疗法

激光治疗、经尿道气囊高压扩张术、经尿道高温治疗、体外高强度聚焦超声适用于前列腺增生体积较小者,目前应用钬激光、绿激光等治疗前列腺增生,疗效肯定。前列腺尿道支架网适用于不能耐受手术的患者。

(二)手术治疗

前列腺增生是一种临床进展性疾病,对症状严重、存在明显梗阻或有并发症者应选择手术治疗,手术切除增生的前列腺组织(而非全部前列腺),可达到缓解下尿路梗阻和改善排尿症状的目的。但出现尿路感染、残余尿量较多或有肾积水、肾功能不全时,宜先留置导尿管或膀胱造瘘引流尿液,并同时进行抗感染治疗,待情况明显改善或恢复后再择期手术。

第四章

泌尿生殖系统损伤

第一节 肾 损 伤

肾脏是实质性器官,左、右各一,形似蚕豆。肾脏表面光滑,活体时呈红褐色。肾脏为腹膜后器官,解剖位置隐蔽,其前后内外均有良好的保护,不易受到损伤。但由于肾实质脆弱、包膜薄,容易因腰部、背部、下胸或上腹部受到的暴力打击引起损伤。肾损伤常是严重多发性损伤的一部分。肾损伤占腹部损伤的8%~10%,占全部损伤的1%~5%。根据美国报道的数据,全球每年肾损伤发生数量大约为20万例。肾损伤多见于20~40岁男性,男女比例约为3∶1。儿童肾脏相对成人大且位置低,肾周围的保护作用较弱,肾创伤的发生率较高。

一、病因

按损伤病因的不同,可分为开放性损伤、闭合性损伤、医源性损伤和自发性肾破裂。

(一)开放性损伤

开放性损伤指因刀刃、弹片、枪弹等锐器导致的损伤,损伤复杂而严重,常伴有胸、腹部等其他组织器官损伤。

(二)闭合性损伤

闭合性损伤是指因直接暴力或间接暴力导致的损伤。直接暴力引起的闭合性损伤往往是钝性外力直接撞击腹部、腰部或背部造成的肾实质损伤,如撞击、跌打、挤压、肋骨骨折或横突骨折等。

(三)医源性损伤

医源性损伤是指在疾病诊断或治疗过程中发生的肾损伤。如经皮肾穿穿刺活检、肾造瘘、经皮肾镜碎石术、体外冲击波碎石等医疗操作可能造成的不同程度的肾损伤。

(四)自发性肾破裂

自发性肾破裂指无明显外伤情况下突然发生的肾损伤,如巨大肾积水、肾肿瘤、肾结核或肾囊性疾病等,有时肾区受到轻微的创伤,即可造成严重的自发性肾破裂。

二、分型

按肾损伤所致的病理改变,肾损伤分为轻度肾损伤和重度肾损伤。目前,国内外都普遍采用美国创伤外科协会的创伤分级系统,该分级系统能够对肾损伤进行精确分度(表 4-1)。

表 4-1 美国创伤外科协会肾损伤分级

分级	类型	表现
I	挫伤	镜下或肉眼血尿,泌尿系统检查正常
	血肿	包膜下血肿,无实质损伤
II	血肿	局限于腹膜后肾区的肾周血肿
	挫伤	肾实质裂伤深度不超过 1 cm,无尿外渗
III	裂伤	肾实质裂伤深度超过 1 cm,无集合系统破裂或尿外渗
IV	裂伤	肾损伤贯穿肾皮质、髓质和集合系统
	血管损伤	肾动脉、静脉主要分支损伤伴出血
V	裂伤	肾脏碎裂,肾盂输尿管连接部损伤
	血管损伤	肾门血管撕裂、离断伴肾脏无供血

注:对于III级损伤,如双侧肾损伤,应评级为IV级。

(一)轻度肾损伤

I~II级为轻度肾损伤,包括:①包膜下血肿;②浅表肾脏裂伤;③肾挫伤。轻度肾损伤一般不产生肾脏以外的血肿,无尿外渗。大多数患者属此类损伤,一般不需手术治疗。

(二)重度肾损伤

III~V级为重度肾损伤,包括:①肾实质损伤;②肾血管损伤。

三、临床表现

肾损伤的临床表现与损伤类型和程度有关,有时同一肾脏可同时存在多种病理分型损伤。在合并其他器官损伤时,轻度肾损伤的症状有时不易被察觉。

(一)症状

1.休克

休克是由于创伤和失血引起,多发生于重度肾损伤。尤其合并其他脏器损伤时,因创伤和出血常发生休克,可危及生命。

2.血尿

血尿是提示泌尿系统损伤最重要的指标。肾损伤 80% 以上的患者出现血尿。肾挫伤时血尿轻微,重度肾实质损伤更容易出现肉眼血尿。血尿的严重程度与肾损伤程度并不一致。如肾盂输尿管连接部的破坏、肾蒂血管断裂、肾动脉血栓形成、肾盂破裂、输尿管断裂、血凝块阻塞输尿管时,血尿不明显,甚至无血尿。血尿和休克同时存在往往提示肾损伤。

3.疼痛

疼痛往往是受到外伤后的第一症状,一般情况下疼痛部位和程度与受伤部位和程度是一致的。因肾包膜张力增高、肾周围软组织损伤可表现为患侧肾区或腰腹部疼痛,可出现钝痛。血块通过输尿管时,可出现肾绞痛。尿液、血液渗入腹腔或合并腹部脏器损伤时,可出现全腹痛和腹膜刺激症状。

4.发热

肾损伤所致血肿、尿外渗易继发感染,造成肾周脓肿或化脓性腹膜炎,引起发热等全身中毒症状。

(二)体征

肾周围尿外渗及血肿可使局部肿胀,形成腰腹部肿块,有明显触痛和肌肉强直,随着病情的进展,肿块有逐渐增大的趋势。

四、辅助检查

(一)实验室检查

1.血液检查

血常规检查时发现血红蛋白含量和血细胞比容持续降低提示有活动性出血。若血中白细胞计数增多则提示有感染。

2.尿液检查

尿常规检查时可见大量红细胞。血尿为诊断肾损伤的重要依据,伤后的几次排尿由于输尿管血块堵塞可出现暂时性血尿消失的现象,因此应注意收集伤后第1次排尿进行检测。肾组织损伤时可释放大量乳酸脱氢酶,尿中含量可增高。

(二)影像学检查

1.X线片检查

严重的肾脏裂伤、肾脏粉碎性裂伤或肾盂破裂时,可见肾影像模糊不清、腰大肌影像不清晰等,还可发现脊柱、肋骨骨折等现象。

2.B超检查

B超检查能提示肾损伤的部位有无肾内、包膜下和肾周血肿、尿外渗,其他器官损伤等情况,也能够检查对侧肾情况。B超是常用的筛选和评价肾损伤的便捷检查,可用于对造影过敏和不能接受X线片检查的患者,其应用广泛。

3.CT检查

CT对肾周血肿及尿外渗范围的判断能力均优于静脉尿路造影,可作为肾损伤的首选检查。CT为重度肾损伤患者是否能采用非手术治疗提供更多信息,避免过多的开放手术导致肾切除的风险。

4.MRI检查

MRI诊断肾损伤的作用与CT类似,但可以提供肾脏解剖细节,对血肿的显示比CT更具特征性,只在造影剂过敏情况下才考虑使用MRI。

5.其他检查

静脉尿路造影可以显示肾脏实质的外形,更为重要的是可以显示肾脏的缺失情况以及分肾功能。肾动脉造影是作为一种辅助的影像学方法。逆行肾盂造影用于CT不能排除肾脏集合系统损伤、肾盂输尿管交接部撕裂的患者。这些检查在临床上一般不作为首选。

五、诊断要点

通过CT、B超、MRI等检查指标可以确诊肾损伤的部位、程度、有无尿外渗以及对侧肾情况。

六、治疗原则

(一)紧急处理

有休克时应及早治疗,迅速输血、补液、复苏,对严重肾损伤患者,即使血压处于正常范围,也应给予防治休克的措施,病情稳定时在密切观察脉搏、血压的同时,尽快进行定位、定性检查,确定肾损伤程度、范围和治疗措施。

(二)非手术治疗

保守治疗是绝大多数肾损伤患者的首选治疗方法。可有效降低肾切除率,而且近期、远期并发症并无明显升高。在血流动力学稳定的前提下,保守治疗适用于肾挫伤、轻度肾裂伤的情况。

(1)绝对卧床休息至少 2 周,严密观察血压、脉搏、呼吸和体温变化。

(2)密切观察患者局部情况的变化,在腹壁划出肿块范围,注意肿块有无增大。

(3)补充血容量和热量,维持水、电解质平衡,保持足够尿量,必要时输血。

(4)止血药物:血凝酶(立芷雪)2 KU 静脉推注和氨甲苯酸(止血芳酸)0.6 g,每天 1 次,静脉滴注;卡巴克洛(安络血)10 mg,每天 2 次,肌内注射;维生素 K_3 4~8 mg,每天 2 次,肌内注射。

(5)抗生素应用:早期使用有效抗生素预防感染。

(6)镇静止痛治疗:血压稳定者可用哌替啶(度冷丁)50 mg、异丙嗪(非那根)25 mg 肌内注射。

(7)观察血尿情况:定时检测红细胞计数、血红蛋白和血细胞比容。

(三)手术治疗

1.治疗原则

为尽量保留肾组织,可依具体情况行修补术和肾部分切除术。如患肾修复困难,在检查明确对侧肾功能正常的情况下可切除患肾。

2.适应证

(1)开放性肾创伤。

(2)急性大出血,腰部肿块继续增大。

(3)血尿持续 24 小时未见减轻,血红蛋白下降;经输血治疗血压不能维持者。

(4)伴有其他脏器损伤出血或有腹膜炎症状。

(5)肾周围血肿发生感染,药物不能控制。

(6)严重继发性出血。

3.手术处理要点

(1)入路:一般采用经腹途径,以便及时有效控制肾蒂血管,同时也可一并处理腹腔合并伤。

（2）开放性肾损伤：治疗原则是立即手术探查。除做扩创、缝合和引流外，还需探查腹部脏器有无损伤。

（3）控制肾蒂：处理探查肾损伤情况前，先控制肾血管是探查和修补肾脏的一种安全有效的方法。术中应先阻断肾蒂血管控制出血，然后再从容检查肾脏损伤程度。

（4）保留肾单位：探查明确肾损伤情况后，按具体情况做肾修补术或部分肾切除术。应最大限度保留患者肾功能。然而此操作也存在一定迟发性出血和再次手术的风险。

4.手术方式

（1）肾周围引流：适用于开放性肾损伤，异物、血块存留，尿、血外渗或并发感染者。

（2）肾修复术或肾部分切除术：根据肾裂伤程度和范围确定手术类型，小的裂伤采用局部缝合止血；多处裂伤，缝合修补困难，可采用织网紧束肾脏压迫止血，大网膜包裹修补；缝合困难的上下极的损伤，可行肾部分切除术。

（3）肾切除术：严重肾全层裂伤或肾蒂损伤可行肾切除术。

（4）肾血管修复术：肾蒂血管伤可行缝合、血管吻合、去除血栓等手术。此术式应在伤后早期进行，受伤时间过长，手术修复血管已无实际意义。

第二节　输尿管损伤

输尿管损伤多见于贯穿性腹部损伤或医源性损伤。损伤后易被忽略，多在出现症状时才被发现，往往延误诊治。输尿管损伤占泌尿系统损伤的 $1\%\sim2.5\%$。

一、病因

（一）外伤性损伤

外伤性损伤多由于枪伤或刀器刺割伤所致。交通事故、从高处坠落也可引起输尿管撕裂。单纯的输尿管外伤极为罕见，常伴有大血管和腹部脏器损伤。外伤性输尿管损伤部位以输尿管上段居多，可能与中下段输尿管有骨盆保护有关。损伤不仅可以直接造成输尿管穿孔、割裂或切断，而且可继发感染，导致输尿管狭窄或漏尿。

(二)医源性损伤

1.手术损伤

输尿管手术损伤多见于盆腔、腹膜后的开放及腹腔镜手术时,如结肠、直肠、子宫切除术以及周围大血管手术等。由于解剖复杂,手术术野不清,匆忙止血,大块结扎误伤输尿管导致损伤。手术导致的输尿管损伤多发生于输尿管下端,大多无法及时发现,术后发生漏尿或无尿才察觉。

2.腔内器械损伤

经膀胱镜逆行输尿管插管、扩张、套石、取石、活检、输尿管镜检查等操作都易发生输尿管穿孔、撕裂、断裂、剥脱等损伤。术中一旦发现输尿管损伤如穿孔、撕裂、剥脱等,应立即停止手术并采取相应措施。当输尿管有狭窄、扭曲、粘连或炎症时,输尿管损伤更易发生。

3.放射性损伤

放射性损伤见于宫颈癌、膀胱癌、前列腺癌等放疗后,引起输尿管及周围组织纤维化,使输尿管及其周围组织充血、水肿,局部瘢痕纤维化粘连而致输尿管狭窄。

二、病理

病理改变因病因、类型、处理时间不同而异,常可分为挫伤、穿孔、结扎、切开、切断、扭曲、撕裂、外膜剥离后缺血、坏死等。输尿管轻微的挫伤能自愈,一般不会造成输尿管狭窄。输尿管被切断或管壁裂伤后出现腹膜后尿外渗或腹膜炎,感染后有发生脓毒症的危险。输尿管近端被结扎可致该侧肾积水,若不及早解除梗阻,会导致肾萎缩。输尿管被钳夹、外膜广泛剥离或被缝在阴道残端时,可发生缺血性坏死,一般在 1～2 周内形成尿外渗或尿瘘,伴输尿管狭窄者可发生患侧肾积水。

三、临床表现

根据损伤的性质和类型,其临床表现不尽相同。

(一)血尿

血尿常见于器械损伤输尿管黏膜,一般血尿会自行缓解和消失。但血尿有无或轻重并不与输尿管损伤程度相一致,如输尿管完全断离者,往往无血尿。

(二)尿瘘

如尿液与腹壁创口或与阴道、肠道创口相通,则形成尿瘘,常经久不愈。如继发感染,主要为局部的尿液积聚或局限的输尿管坏死和尿外渗引起。

(三)梗阻

输尿管梗阻是输尿管损伤最常见的临床表现。如孤立肾或双侧输尿管被结扎,则可发生无尿。损伤后因炎症、水肿、粘连导致输尿管狭窄进而引起尿路梗阻,表现为腰痛、腰肌紧张、肾区叩痛及发热等症状。

四、辅助检查

(一)逆行肾盂造影

诊断不明确的情况下,逆行肾盂造影往往是确认输尿管损伤的较好方法。输尿管插管至损伤部位有受阻感,注射造影剂可显示梗阻或造影剂外溢,需要时可以直接留置导管引流尿液。

(二)CT 检查

如果患者患侧肾功能受损明显,或没有肾盂积水、尿囊肿或输尿管扩张不明显时,CT 不能直接显示输尿管损伤的部位,需结合其他影像学检查。

(三)B 超检查

B 超简易方便,可初步了解患侧肾、输尿管梗阻情况,可发现尿外渗和梗阻所致的肾积水情况,但对输尿管损伤的诊断作用有限。

(四)静脉尿路造影

95%以上的输尿管损伤都能经静脉尿路造影获得诊断。其可显示输尿管损伤处的尿外渗、尿漏或梗阻的情况。

(五)静脉注射靛胭脂

当术中怀疑输尿管损伤时,由静脉注射靛胭脂,观察有无蓝色尿液从输尿管损伤处流出。术中或术后也可选膀胱镜检查,同时行靛胭脂静脉注射时,如果输尿管被结扎或裂口较大甚至断裂,则可发现伤侧输尿管口无蓝色尿液喷出。

五、诊断要点

输尿管阴道瘘与膀胱阴道瘘鉴别:可以经导尿管注入亚甲蓝溶液至膀胱,膀胱阴道瘘时,阴道内可有蓝色液体流出;输尿管阴道瘘时,阴道内可有澄清液流出。

六、治疗原则

输尿管损伤的治疗目的是尽早恢复正常排尿通路,保护患侧肾脏功能。

(一)急诊处理

(1)首先抗休克治疗,积极处理引起输尿管损伤的病因。

(2)术中发现的新鲜无坏死(电灼和热损伤)、感染输尿管伤口,应一期修复。

(3)输尿管损伤超过 24 小时,组织发生水肿或伤口有污染,一期修复困难时,可以先行肾脏造瘘术,引流外渗尿液,避免继发感染,待情况好转后再修复输尿管。

(4)对于输尿管器械性损伤(部分损伤)可立即插入双"J"管,以利损伤的修复与狭窄的改善。同时给予抗生素治疗,注意休息和多饮水等,损伤多可自行痊愈。

(二)手术治疗

1.输尿管支架管置放术

对于输尿管小穿孔、部分断裂或误扎松解者,可放置双"J"管,并留置 4 周以上,一般都能愈合。

2.输尿管端端吻合术

若输尿管损伤范围在 2 cm 以内,则可以行输尿管端端吻合术一期修复。术中如发现输尿管断裂或仅被缝扎,可将缝扎线松解后,切除失活输尿管长度 1 cm 左右,将两端输尿管充分游离,使吻合口无张力,输尿管内留置双"J"管,创面充分引流。

3.延期发现的输尿管损伤

若在手术后 7~10 天才确诊,其治疗原则:①引流外渗尿液;②适当的尿流改道;③在积极抗炎的基础上应尽早手术修复。

4.输尿管缺损后期修复时,应考虑以下 2 个问题

(1)手术时间的选择取决于 2 个因素,首先是患者的全身情况,是否能承受再次手术;其次是尿路梗阻及感染控制情况如何。如感染严重,梗阻一时又不能解除,可先行肾盂造口,待局部炎症控制以后再进行手术。一般而言,自瘘发生至再次手术的时间以 3 个月以上为宜。

(2)手术方式的选择包括以下 8 种。①输尿管端端吻合术:各种原因所致的输尿管损伤,如外伤性断裂、弹伤或偶因困难的妇产科手术损伤,局部炎症不明显者,均可采用此法。②输尿管膀胱吻合术:适用于近膀胱 5 cm 以内的各种输尿管损伤。③输尿管膀胱瓣吻合术:适用于输尿管下段损伤或狭窄,其缺损或病变段在 6~9 cm 的情况,患者的膀胱有足够的容量和良好的伸张能力,适合采用

本术式。④回肠代输尿管术：一侧或双侧输尿管损伤,缺损或病变段太长,不能做输尿管端对端吻合或输尿管膀胱瓣吻合,而肾功能尚好者,适合采用本术式。⑤膀胱腰大肌固定术：输尿管下段广泛损伤,长度达输尿管全长的一半时;再次或第3次输尿管膀胱吻合失败时;全长输尿管损伤,仅采用一小段回肠与本手术联合应用可代替全长输尿管时可采取膀胱腰大肌固定术。⑥肾脏向下移位术：输尿管上中段缺损广泛,以至无法做端对端吻合时,可将肾脏、肾蒂及断裂以上的输尿管全部游离,使肾向下移位,以便将输尿管吻合而无张力。⑦自体肾脏移植术：当输尿管损伤长度难以完成上述手术时,可以将肾脏移植到髂窝中。⑧肾切除术：损伤侧输尿管所致肾脏严重积水或感染,肾脏功能严重受损或肾萎缩者,如对侧肾脏功能正常,则可施行肾脏切除术。

上述手术方法均各有利弊。对于输尿管损伤后的修复,手术方法应以尽可能保存有生活力的输尿管和选择较为简单的术式为原则。有时损伤较轻的,可采用膀胱镜放置双"J"管内引流,从而使输尿管损伤愈合。

第三节 膀 胱 损 伤

膀胱是储存尿液的肌性囊状器官,位于小骨盆内,耻骨联合的后面。其底部四周有骨盆保护,两侧是骨盆骨,前方是耻骨联合,后方是直肠(或子宫),下方是盆底筋膜和盆底肌。成人膀胱为腹膜外器官,膀胱的上面、两侧和后面有腹膜覆盖,而前面并无腹膜。成人膀胱空虚时大部分位于腹膜外,充盈时大部分位于腹膜内。膀胱的形状、大小、位置和壁的厚度均随尿液的充盈程度、年龄、性别不同而异。一般正常成人膀胱平均容量为 300～500 mL,最大容量可达 800 mL。新生儿膀胱容量约为成人的 1/10。老年人因膀胱肌力减低而容量增大。女性的膀胱容量略小于男性。儿童骨盆腔浅膀胱大部分位于腹膜外。一般情况下,膀胱不易受到损伤。但当膀胱充盈达 300 mL 以上,高出于耻骨联合之上时,如遇下腹部遭受外力作用的情况,就可能导致破裂。当骨盆受到强大的外力作用致骨盆骨折时,则并发膀胱破裂可能性增加(10%)。儿童处于发育过程中,膀胱不像成人位于盆腔之内,稍有充盈,即可突出至下腹部,故儿童膀胱较易于损伤。

一、病因

(一)开放性损伤

开放性损伤大多是由战时弹片、子弹、火器或锐器贯通所致,常合并有其他器官损伤,如直肠、子宫、阴道损伤,形成腹壁尿瘘、膀胱直肠瘘或膀胱阴道瘘。

(二)闭合性损伤

直接暴力引起的膀胱闭合性损伤多发生于膀胱处于充盈状态下的下腹部损伤,如拳击伤、踢伤、碰撞伤等。间接暴力常发生于骨盆骨折时,由骨折断端或游离骨片刺破膀胱引起。钝伤所致膀胱破裂最常见的原因是机动车辆的碰撞,多由交通事故引起,其他情况见于高坠伤、工伤、骨盆挤压伤和下腹撞伤等。

(三)医源性损伤

医源性膀胱损伤占到所有膀胱损伤的一半,器械操作、放射治疗、注入腐蚀剂或硬化剂所致膀胱损伤均属此类,其中最常见于妇产科手术及盆腔手术、腹股沟疝修补术、阴道手术等。压力性尿失禁行经阴道无张力尿道中段悬吊手术时也有发生膀胱损伤的可能。除手术损伤外,在灌注病理性膀胱时,若灌注液悬挂高度超过 80 cm,可导致膀胱破裂。

(四)自发性膀胱破裂

自发性膀胱破裂可见于病理性膀胱,如膀胱结核、晚期肿瘤、长期接受放射治疗的膀胱等,由于膀胱病变导致过度膨胀,发生破裂。

二、病理生理

(一)膀胱挫伤

膀胱挫伤仅伤及膀胱黏膜或肌层,膀胱壁未穿破,可出现局部出血或形成血肿,无尿外渗,但可有血尿发生。

(二)膀胱破裂

严重损伤可发生膀胱破裂,可以分为腹膜外型、腹膜内型和混合型 3 类。

1.腹膜外型

单纯膀胱壁破裂,而腹膜完整。腹膜外膀胱破裂较多见,常发生于骨盆骨折时,且常合并有后尿道损伤。尿液与血液混合集聚于盆腔内,尿液极易外渗入膀胱周围组织及耻骨后间隙,沿骨盆筋膜到盆底,或沿输尿管周围疏松组织蔓延到肾区,如发生感染可形成严重的盆腔炎及脓肿。一般情况下外渗尿多局限于盆腔内膀胱周围。

2.腹膜内型

腹膜内膀胱破裂多发生于膀胱充盈时,其破裂部位多在有腹膜覆盖的膀胱顶部。膀胱壁破裂伴腹膜破裂,裂口与腹腔相通,尿液流入腹腔,可引起腹膜炎。多见于膀胱后壁和顶部损伤。

3.混合型

混合型即同时有腹膜内及腹膜外膀胱破裂,多由火器伤、利刀穿刺伤所致,常合并其他器官损伤,强大的外力造成这种膀胱复合伤和较高的非泌尿系统损伤,伤势严重,有较高的死亡率,约 60%。

三、临床表现

膀胱壁轻度挫伤仅有下腹部疼痛和少量终末血尿,短期内可自行消失。膀胱全层破裂时症状明显,依腹膜外型或腹膜内型的破裂不同而有其特殊的表现。

(一)休克

骨盆骨折所致剧痛、大出血可导致休克。膀胱破裂致尿外渗,如长时间得不到处理,并发感染,就可引起感染性休克。

(二)疼痛

腹膜外膀胱前壁破裂,尿外渗及血肿可引起耻骨上疼痛;后壁破裂时,直肠指检可触及直肠前壁饱满并可引起直肠周围疼痛。

(三)排尿困难和血尿

膀胱破裂后,尿液流入腹腔和膀胱周围组织间隙时,患者有尿意,但不能排尿液或仅能排出少量血尿。肉眼血尿是膀胱损伤的最可靠体征,发生率占膀胱损伤患者的 82%~95%。但未见肉眼血尿亦不能排除膀胱损伤,因为有 5%~15%的膀胱破裂病例仅有镜下血尿。

(四)局部肿胀和皮肤瘀斑

闭合性损伤时,体表皮肤常有肿胀、血肿和皮肤瘀斑。各部分筋膜的完整性决定外渗的位置,尿外渗可能导致会阴、阴囊、大腿及腹前壁位于腹横筋膜与壁腹膜之间的潜在间隙的肿胀及相应皮肤的改变。

(五)高氮质血症

腹膜内型膀胱破裂时,大量尿液进入腹腔内,因腹膜具有半透膜作用,腹腔内尿素氮与肌酐的重吸收可致尿毒症和血中肌酐水平升高。

(六)尿瘘

贯通性损伤患者,尿液可经创口流出,可有体表伤口、直肠或阴道漏尿。闭合性损伤在尿外渗感染后破溃,也可形成尿瘘。

四、辅助检查

(一)导尿试验

严格无菌条件下以软导尿管进行导尿。导尿管插入膀胱后,如引流出300 mL以上的清亮尿液,基本上排除膀胱破裂;如顺利插入膀胱但不能导出尿液或仅导出少量血尿,则膀胱破裂的可能性大。此时可注入生理盐水200 mL,停留5分钟,如能抽出同量或接近同量的液体,说明膀胱无破裂。若进出的液体量差异很大,提示可能有膀胱破裂,因液体外漏时吸收量会减少,腹腔液体回流时吸收量会增多。该方法简便易行,但准确性差,易受干扰。

(二)X线片检查

如有骨盆骨折,腹部平片可以显示骨折状况。膀胱造影是诊断膀胱破裂最可靠的方法。

五、诊断要点

根据病史与体格检查,常可得出膀胱损伤的初步诊断。当下腹部或骨盆部受暴力损伤后,出现腹痛、血尿及排尿困难,对于能排尿的患者,大多数有肉眼血尿。体检可发现损伤局部肿胀、瘀斑、耻骨上压痛,直肠指检触到直肠前壁有饱满感或液性肿胀感,提示腹膜外膀胱破裂;伴有全腹剧痛、腹肌紧张、压痛及反跳痛,并叩诊有移动性浊音,则提示腹膜内膀胱破裂。骨盆骨折引起膀胱及尿道损伤,则兼有后尿道症状及体征。

六、治疗原则

(一)紧急处理

膀胱破裂合并骨盆骨折或并发多器官开放性损伤,患者往往处于程度不同的休克状态,应积极抗休克治疗,如输液、输血、镇静及止痛。并应尽早用广谱抗生素预防感染。

(二)保守治疗

膀胱挫伤或膀胱造影显示仅有少量尿外渗且症状较轻者,可从尿道插入导尿管持续引流7~10天;同时使用抗生素预防感染,破裂常可自愈。对于轻度的膀胱闭合性挫伤和膀胱镜检、经尿道电切手术不慎引起的膀胱损伤,可行保守治疗,避免手术而治愈。

(三)手术治疗

膀胱破裂伴有出血和尿外渗,病情严重者,应尽早施行手术。腹膜外破裂对任何原因引起开放性损伤所致的腹膜外膀胱破裂都需要手术探查。腹膜内破裂对所有开放性损伤和大部分闭合性损伤所致的腹膜内型膀胱破裂都需要手术探查和修复膀胱。

(四)并发症的处理

膀胱破裂最严重的并发症是漏诊或没有控制的尿外渗导致的广泛的腹盆壁脓肿和坏死。

第四节 尿 道 损 伤

尿道损伤是泌尿系统最常见的损伤,多见于 15～25 岁青壮年男性,分为开放性、闭合性和医源性损伤 3 类。开放性损伤较罕见,多为锐器伤,常伴有阴囊、阴茎等部位贯穿伤。闭合性损伤主要为挫伤和撕裂伤,可合并膀胱、肠道等脏器损伤。医源性损伤是指尿道腔内器械操作不当所致的损伤。外来暴力引起的闭合伤最为常见。

一、前尿道损伤

(一)病因

男性前尿道损伤较后尿道损伤更多见,多发生于球部。最常见的原因是骑跨所致的会阴部闭合性损伤。男性前尿道损伤是由高处跌下或摔倒时,会阴部骑跨于硬物上,尿道被挤压于硬物与耻骨联合下缘之间所致。另外的损伤原因包括会阴部受到直接打击的闭合性损伤、性生活中海绵体折断、精神患者自残、枪伤、锐器伤等。反复插导尿管、进行尿道膀胱镜检也可引起前尿道损伤。

(二)病理生理

根据尿道损伤程度可分为挫伤、裂伤和断裂。尿道挫伤时仅有局部水肿和出血,愈合后不发生尿道狭窄;尿道破裂时尿道部分全层断裂,尚有部分尿道壁完整,可引起尿道周围血肿和尿外渗,愈合后可引起瘢痕性尿道狭窄;尿道断裂时伤处完全离断,断端退缩、分离,血肿较大时可发生尿潴留,用力排尿则发生尿外渗。

尿道球部裂伤或断裂时,血液及尿液先渗入会阴浅筋膜包绕的会阴浅袋内,引起阴囊肿胀。若继续向上发展,可沿会阴浅筋膜蔓延,使会阴、阴茎肿胀,并可沿腹壁浅筋膜深层,向上蔓延至腹壁,但在腹股沟和三角韧带处受限(图 4-1)。

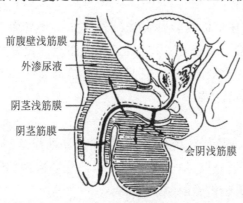

前腹壁浅筋膜
外渗尿液
阴茎浅筋膜
阴茎筋膜
会阴浅筋膜

图 4-1　尿道球部破裂的尿外渗范围

尿道阴茎部损伤时,若阴茎深筋膜完整,尿外渗及血肿限于阴茎深筋膜内,表现为阴茎肿胀。如果阴茎深筋膜同时破裂,尿外渗分布范围与尿道球部损伤相同。

(三)临床表现

1.尿道出血

尿道出血为前尿道损伤最常见的症状。损伤后即使不排尿也可有鲜血自尿道外口滴出或溢出,尿道黏膜的挫裂伤可出现大量的血尿,尿道完全断裂有时反而仅可见到少量血尿。

2.疼痛

局部常有疼痛及压痛,也常见排尿痛,并向阴茎头部及会阴部放射。

3.局部血肿

尿道骑跨伤可引起会阴部血肿及瘀斑,引起阴囊及会阴部肿胀、瘀斑及蝶形血肿。

4.排尿困难

严重尿道损伤致尿道破裂或断裂时,可引起排尿困难或尿潴留。因疼痛而致括约肌痉挛也可引起排尿困难。

5.尿外渗

尿道裂伤或断裂后,尿液可从裂口处渗入周围组织。如不及时处理,可发生广泛皮肤及皮下组织坏死、感染及脓毒血症。开放性损伤时,尿液可从皮肤、肠道或阴道创伤口流出,最终形成尿瘘。

(四)辅助检查

1.诊断性导尿检查

诊断性导尿可检查尿道的完整性和连续性。如一次导尿成功,提示尿道损伤不严重,可保留导尿管引流尿液并支撑尿道,应注意固定好导尿管,避免导尿管滑脱和二次插管;如一次插入困难,说明可能有尿道裂伤或断裂伤,不应反复试插,以免加重损伤和导致感染。

2.X线片检查

X线片检查可显示尿道损伤部位及程度,是怀疑前尿道损伤时的首选诊断方法。尿道挫伤无造影剂外溢;如有外溢则提示部分裂伤;如造影剂未进入后尿道而大量外溢,提示严重裂伤或断裂。

3.膀胱尿道镜检查

女性尿道短不适合尿道造影,膀胱尿道镜检查是诊断女性尿道损伤的有效方法。

(五)诊断要点

病史及体检:球部尿道损伤常有骑跨伤及会阴部踢伤史,有些患者有医源性尿道损伤史。根据典型症状及血肿、尿外渗分布的区域,可确定诊断。

(六)治疗原则

1.紧急处理

尿道球海绵体严重出血可致休克,应立即压迫会阴部止血,进行抗休克治疗,并宜尽早施行手术。

2.尿道挫伤

症状较轻、尿道造影无造影剂外溢、尿道连续性仍存在时不需特殊治疗。有出血及疼痛时可止血、止痛,同时用抗生素预防感染,鼓励患者多饮水稀释尿液,若出血较多给予加压冷敷。必要时插入导尿管引流尿液1周。

3.尿道裂伤

如导尿管能插入,可留置导尿管引流2周左右。如导尿失败,可能为尿道部分裂伤,应立即行清创、止血,用可吸收缝线缝合尿道裂口,留置导尿管 2~

3周,拔管后行排尿期膀胱尿道造影,排除尿外渗情况。病情严重者,应行膀胱造瘘术。

4.尿道断裂

球部远端和阴茎部的尿道完全性断裂,会阴、阴茎、阴囊内形成大血肿,应及时经会阴部切口清除血肿,尽早行尿道修补术或尿道端端吻合术,留置导尿管2～3周。条件不允许时也可做耻骨上膀胱造瘘术。

5.并发症的处理

(1)尿外渗:应尽早将尿外渗部位多处切开,切口深达浅筋膜以下,置多孔橡皮管做皮下引流。必要时做耻骨上膀胱造瘘,3个月后再修补尿道。

(2)尿道狭窄:晚期发生尿道狭窄,可根据狭窄程度及部位不同选择不同的治疗。狭窄轻者定期行尿道扩张即可。尿道外口狭窄应行尿道外口切开术。如狭窄严重,已经引起排尿困难,尿流变细,可行内镜下尿道内冷刀切开,对瘢痕严重者再辅以电切、激光等手术治疗。如狭窄严重已经引起尿道闭锁,经会阴切除狭窄段行尿道端端吻合术常可取得满意的疗效。

二、后尿道损伤

(一)病因

后尿道钝性损伤多为与骨盆骨折有关的尿道损伤,最常发生于交通事故,其次为房屋倒塌、矿井塌方、高空坠落、工业事故等。当骨盆受到外界暴力时可出现:①骨盆骨折导致骨盆环变形、盆底的前列腺附着处和耻骨前列腺韧带受到急剧的牵拉而被撕裂,使前列腺突然向后上方移位,前列腺尿道与膜部尿道交界处撕裂;②挤压伤引起骨盆骨折时,尿生殖膈移位产生强大的剪切力,使穿过其中的膜部尿道撕裂或断裂。骨折端和盆腔血管丛损伤引起大量出血,在前列腺和膀胱周围形成大血肿。后尿道断裂后,尿外渗液聚积于耻骨后间隙和膀胱周围(图4-2)。

(二)临床表现

1.休克

骨盆骨折所致后尿道损伤,一般较严重。常因合并其他内脏损伤大量出血而发生损伤性休克和失血性休克。

2.血尿和尿道出血

如患者能排尿,常有肉眼血尿,多数患者可见尿道口流血,多表现为初始血尿及终末血尿。

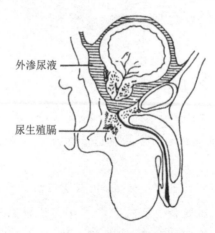

外渗尿液

尿生殖膈

图 4-2　后尿道损伤的尿外渗范围

3.疼痛

后尿道损伤可致局部肌肉紧张,疼痛可放射至肛门周围、耻骨区、下腹部,直肠指检有明显压痛,如出血和尿外渗加重,可出现腹胀及肠鸣音减弱。

4.排尿障碍

轻度挫伤可无排尿障碍,严重尿道撕裂或断裂后,尿道的连续性中断或血块堵塞,常引起排尿困难和尿潴留。

5.尿外渗及血肿

尿生殖膈断裂时可出现会阴、阴囊部血肿及尿外渗。一般伤后尿道外括约肌痉挛,数小时内不发生尿外渗,多在 12 小时后仍未解除尿潴留者出现,尿外渗的程度取决于尿道损伤的程度及伤后是否频繁排尿,盆腔内尿外渗可出现直肠刺激症状和下腹部腹膜刺激症状。

(三)辅助检查

1.病史及体检

骨盆挤压伤患者出现尿潴留,应考虑后尿道损伤。直肠指诊可确定尿道损伤。直肠指诊可触及直肠前方有柔软的血肿并伴有压痛,前列腺向上移位,有浮动感。若前列腺仍较固定,提示尿道未完全断裂。若指套染有血液,应考虑合并直肠损伤。

2.X 线片检查

骨盆 X 线片显示骨盆骨折、耻骨联合是否移位或耻骨支断裂情况。对疑有后尿道损伤的患者,可行逆行尿道造影。患者置于 25°～30°斜位,经尿道口注入造影剂 15～20 mL。斜位片能显示整段尿道和尿外渗的区域。若尿道造影正常,应插入导尿管做膀胱造影,以排除膀胱损伤。

(四)治疗原则

1.全身治疗

骨折患者需平卧,勿随意搬动,以免加重损伤。休克患者应迅速输液输血抗休克。对威胁生命的合并伤,如血气胸、颅脑损伤、腹腔内脏损伤等应先予处理。尽早应用有效抗生素,防治感染。保持大便通畅,避免腹压升高引起继发性出血。对于长时间卧床的患者,注意改变体位,避免发生压疮和泌尿系统结石。

2.一般处理

对于损伤轻,后尿道破口小或部分破裂的患者可试插导尿管,如顺利进入膀胱,可留置导尿管引流 2 周左右,待拔管时行排尿期膀胱尿道造影。如试插导尿管失败,膀胱胀满而未能立即手术,可做耻骨上穿刺,吸出膀胱内尿液。

3.手术治疗

若导尿管不能进入膀胱,患者一般情况尚可,应早期行尿道会师复位术。但患者一般情况差,或尿道会师手术不成功,可只做高位膀胱造瘘。另外,炎症期的患者仅行膀胱造瘘和尿外渗切开引流,待炎症消退后再行尿道手术。

第五节 阴茎损伤

阴茎损伤较少见。在受外力打击、骑跨等情况下,可以发生阴茎损伤。单纯的阴茎损伤较少见,阴茎损伤常伴有尿道损伤,而且表现类型复杂,各种类型处理的方法也不同。

一、病因与分类

(一)病因

1.直接暴力

阴茎勃起时受到直接暴力(如打击、骑跨、被踢、挤压等)时,阴茎被挤于体外硬物或耻骨弓之间,易损伤,严重者可发生阴茎折断。

2.锐器切割

阴茎被各种锐器切割而致损伤。

(二)分类

按有无皮肤损伤,可分为闭合性损伤和开放性损伤 2 种类型。

1.闭合性损伤

(1)阴茎挫伤:各种暴力均可造成阴茎挫伤,引起皮下组织或海绵体损伤,皮下组织淤血,皮肤水肿,严重时出现纺锤形血肿,多不伴有尿道损伤。

(2)阴茎折断:又称阴茎海绵体破裂,是严重的阴茎闭合性损伤。阴茎勃起时,受到直接外力作用,造成阴茎海绵体周围白膜及阴茎海绵体破裂,可伴发尿道损伤。多见于 20~40 岁的青壮年,在手淫、粗暴性交(以女性上位性交时多见)等情况时易发生。

阴茎折断一般为单侧阴茎海绵体白膜横行破裂,左右侧发生率相近,一般不超过海绵体周径的 1/2,最常见的损伤部位是阴茎远端 1/3。10%~20%同时伴有尿道破裂,20%~30%可波及两侧甚至尿道海绵体。尿道海绵体破裂往往与阴茎海绵体损伤部位在同一水平。

(3)阴茎绞窄伤:常因好奇、性欲异常、精神失常或恶作剧等,将金属环、大号螺丝帽、线圈、橡皮筋等环状物套扎在阴茎上没有及时取下,或阴茎包皮上翻后没有及时复位,引起阴茎缩窄部末梢血液循环障碍,致组织水肿、缺血,严重时发生阴茎远端组织坏死。

(4)阴茎脱位伤:是指男性会阴部遭到挤压、阴茎在勃起时扭曲或在疲软时遭钝性暴力打击、过度牵拉或骑跨伤时,造成阴茎、尿道海绵体在冠状沟外与包皮发生环形撕裂,引起阴茎、耻骨韧带以及周围组织撕裂,阴茎脱离其皮肤,脱位到腹股沟、耻骨下部、大腿根部或阴囊会阴部的皮下,与存留原位的包皮分离,空虚无物。

2.开放性损伤

开放性阴茎损伤多数发生于刀割伤、刺伤、枪弹伤、卷入机器、牲畜咬伤及其他意外损伤;精神病患者的自伤或他伤亦偶有发生。有时因粗暴的性行为发生包皮及其系带撕裂伤,造成包皮裂口和出血。

(1)阴茎离断伤:临床少见,1929 年 Ehrich 首次报道。较常见的原因是受到性伴侣的报复或牲畜咬伤,致使阴茎远端往往缺损。按其损伤程度,阴茎离断伤可分成阴茎部分离断伤或阴茎完全离断伤。

(2)阴茎皮肤损伤:阴茎皮肤损伤类型有阴茎干全部皮肤撕脱伤、阴茎部分皮肤撕脱伤、阴茎皮肤刺伤、切割裂伤、烧灼伤等。

阴茎头表面皮肤菲薄,无移动性,很少发生撕脱伤。而阴茎体皮肤薄而松弛,有疏松的皮下组织,其移动性很大,较易发生撕脱伤。阴茎皮肤撕脱伤发生于机器损伤时,阴茎皮肤可同衣裤一起被转动的机器拉扯,从 Buck 筋膜外分离撕裂甚至撕脱,常发生于阴茎根部,止于冠状沟,又称之筒状撕脱伤。常伴有阴囊皮肤撕脱,由于阴茎深筋膜的保护,阴茎海绵体及尿道多不易受伤。

利器切割或弹片可造成阴茎皮肤切割伤或阴茎贯穿伤。

包皮系带撕裂的主要原因是阴茎皮肤受力超负荷,如手淫时动作过于剧烈;其次在新婚之夜,在性交时过于急躁而又凶猛,或因处女膜坚韧,或因阴道痉挛,在阴茎强行插入时,由于阻力的关系造成包皮牵拉包皮系带而引起包皮系带撕裂、包皮裂口和出血。包皮系带断裂多见于包皮系带过短或包皮过长者。

二、临床表现

阴茎损伤随外力作用方向、作用力大小和损伤类型而各有特点,主要的临床表现包括疼痛、肿胀、局部出血、尿血、排尿障碍等,甚至休克。

(一)阴茎挫伤

患者感觉阴茎疼痛且触痛明显,能自行排尿。轻者皮下组织淤血形成青紫色瘀斑、阴茎肿胀,重者海绵体白膜破裂,形成皮下、海绵体或龟头肿胀,皮下出血及大小不等的血肿,使阴茎肿大呈纺锤形,疼痛难忍。若合并尿道损伤,则可见尿道流血或排尿障碍。

(二)阴茎折断

阴茎折断多发生于阴茎根部,可为一侧或双侧海绵体破裂。患者自己可感到局部组织破裂,在受伤的瞬间可听到阴茎部发出的响声,勃起的阴茎随即松软,血液由海绵体喷出至阴茎皮下,形成局部血肿,剧痛于活动时加重。局部肿胀,阴茎血肿,皮肤呈青紫色,若为一侧海绵体破裂,阴茎弯曲变形偏向健侧或扭曲,状如紫茄子。若出血形成较大的血肿压迫尿道时,可发生排尿困难。由于受阴茎筋膜限制,肿胀只限于阴茎部。若阴茎筋膜破裂,则血肿可扩至阴囊、会阴及下腹部。若并发尿道损伤,可有排尿困难、排尿疼痛,尿道口可见有血液流出,或发生肉眼性血尿。

(三)阴茎绞窄伤

阴茎绞窄伤可见阴茎上有套扎物,轻症者仅出现套扎物远端阴茎水肿、胀痛;如不解除病因,远端阴茎肿胀加重,继而发生缺血、坏死改变,如远端阴茎表面皮肤色泽变化、厥冷、疼痛加剧、感觉迟钝。当感觉神经坏死后,痛觉减弱。嵌顿处皮肤糜烂,同时伴有排尿障碍。

(四)阴茎脱位伤

阴茎脱位伤一般表现为阴茎疼痛,周围软组织肿胀。局部特异体征有阴茎、尿道海绵体在冠状沟外与包皮发生环形撕裂,阴茎、耻骨韧带以及周围组织撕裂,阴茎脱离其皮肤,于腹股沟、耻骨下部、大腿根部或阴囊会阴部的皮下可发现或触及脱位的阴茎,存留原位的包皮分离,空虚无物,伤后可出现尿失禁。阴茎脱位伤多伴有尿道外伤及尿外渗,有时即使无尿道撕裂或断裂,因尿道挫伤较重,亦可有尿外渗及会阴部血肿。

(五)阴茎离断伤

阴茎离断后,因失血较多,患者面色苍白、四肢冰凉、血压下降,出现休克。离断阴茎残端出血明显,且不易止血。离断远端如为外伤或动物咬伤则创面不整齐,挫伤明显。如为刀剪切割伤,则创面整齐,切割伤患者皮肤及皮下组织受伤不会出现大出血,仅局限血肿;若深达海绵体组织可导致严重出血甚至休克。

(六)阴茎皮肤损伤

阴茎皮肤损伤若发生于衣裤连同阴茎皮肤一起被卷入各种类型机器,由转动的机器绞缠而撕脱皮肤时,则表现为撕脱伤呈脱手套式,常同时累及会阴部皮肤。受累皮肤表现有部分撕脱或阴茎干全周皮肤撕脱。部分撕脱的皮片特点多以会阴部皮肤为顶点,阴茎根部或耻骨联合为基边的三角形,深达会阴浅筋膜与白膜之间,一般不累及较深的阴茎海绵体等;完全撕脱则导致阴茎体裸露。

阴茎皮肤切割伤患者表现为局部皮肤、皮下组织或海绵体裂开或断裂,切口呈多种形态,伤口整齐,如仅累及阴茎皮肤及皮下组织时一般不会发生大出血,仅有局限血肿。

包皮系带撕裂伤最常见的部位在靠近龟头前端处,这是由于系带前端固定在龟头,后端连于阴茎皮肤,可移动。包皮系带撕裂伤可导致痛性勃起、性快感下降等严重后果,同时出现包皮裂口。

三、诊断

对阴茎损伤的诊断,一般根据外伤史及阴茎局部损伤情况,如皮肤瘀斑、裂口、出血、皮肤撕脱、阴茎肿胀、弯曲变形等表现,做出诊断一般不难。

(一)病史

有明确直接暴力史或锐器切割伤史,可出现阴茎局部疼痛、出血、肿胀畸形、缺损,严重者可出现休克。阴茎受到暴力打击以及骑跨伤时,阴茎被挤压于硬物和耻骨之间,常引起不同程度的阴茎损伤,特别是在阴茎勃起时受暴力打击或粗暴性交,闻及明显响声,为白膜破裂所致,且有剧痛感,阴茎随之软缩,继而出现肿胀,此即发生阴茎折断。阴茎折断常合并排尿困难,尿道海绵体损伤时可于排尿时发现尿瘘。阴茎脱位伤时根据受伤情况及阴茎形状,即可判断。阴茎绞窄伤根据阴茎上的环状物及皮肤缺血、肿胀、坏死,即可判断。开放性阴茎损伤时,阴茎可见创面。

(二)辅助检查

B超可确定阴茎白膜缺损处及阴茎折断者的破裂位置。阴茎海绵体造影可见海绵体白膜破损处有造影剂外溢。但是,该检查属有创性,且由于造影剂外渗,可引起严重的海绵体纤维化及一定假阴性率和假阳性率,目前已较少应用。

对于有明确病史和体征,即使B超不能明确诊断,也不可轻易行海绵体造影,而应手术探查。

当患者出现尿道滴血或排尿困难时,应想到尿道损伤的可能,应行逆行尿道造影检查,造影剂外溢可明确诊断。

四、治疗

阴茎损伤的治疗,应尽量保存有活力的组织,特别是海绵体,以利再植或再造、性功能的恢复和排尿功能的正常。术后应加强抗感染治疗,给予适量的雌激素,防止术后阴茎勃起。

(一)阴茎挫伤

无尿道损伤的轻度阴茎挫伤仅需适当休息、止痛、阴茎局部抬高,如用丁字带兜起阴囊和阴茎,预防感染,辅以理疗。

急性期仍有渗血时,可冷敷,出血停止后,用热敷促进血肿吸收,并给予抗生素防止感染。

较严重的挫伤,如皮下继续出血,血肿增大,应穿刺或切开引流,放出积血,必要时结扎出血点,并轻轻挤压阴茎海绵体,以防止血肿机化。如就诊较晚,血肿机化或合并感染形成脓肿或气肿时,可切开引流或穿刺放脓。

(二)阴茎折断

阴茎折断治疗原则是恢复阴茎海绵体的连续性,彻底清创,控制出血,防止海绵体内小梁间血栓形成。治疗上目前主张早期手术,以免血肿扩大,继发感染,形成纤维瘢痕,导致疼痛和阴茎成角畸形而影响性生活。治疗方法包括手术和保守治疗。

1.保守治疗

20 世纪 70 年代前多采用非手术治疗,包括镇静止痛、留置导尿管、阴茎加压包扎。局部先冷敷,24 小时后改热敷,并给予口服雌激素,静脉输注或口服抗感染药治疗;为防止纤维化,有些医师还给患者链激酶或胰蛋白酶,口服羟基保泰松等。然而,这些治疗方法的效果却难以评价,而且阴茎肿胀消退缓慢,患者住院时间长,并发症达 29%～53%,主要包括血肿扩大、继发感染形成脓肿、阴茎成角畸形、阴茎纤维化、局部遗留有瘢痕硬结及阴茎勃起不坚、阴茎勃起疼痛、性交困难、勃起功能障碍等。因非手术治疗所导致勃起功能障碍等并发症发生率较高,目前多主张手术治疗。对于阴茎弯曲不明显、血肿轻微的患者或只有尿道海绵体损伤的患者,可以采取保守治疗。

2.手术治疗

手术治疗不仅可以降低损伤后并发症的发生率,而且可以使患者阴茎功能早日恢复,一般术后 10 天内阴茎肿胀消退,术后性功能恢复良好。手术有传统的修复术式和改良的修复术式。

传统的修复术式采用距冠状沟 1 cm 处阴茎皮肤环形一周切口,并使其翻转至阴茎根部,清除血肿,术中可充分探查 3 条海绵体情况,显露损伤部位,有效清除血肿,结扎出血点,以免血肿机化形成纤维瘢痕导致阴茎勃起功能障碍、阴茎成角畸形而影响性生活。白膜破裂处用丝线或可吸收线间断缝合修补。该手术方法具有暴露充分、利于寻找白膜破口,同时修补双侧阴茎海绵体及尿道等优点,故对不能确诊的、合并尿道损伤的患者采用此种方法较好。

改良的阴茎折断修复术式即在阴茎根部结扎橡皮筋阻断血流后,在折断部位行半环形切开阴茎皮肤,挤出积血,清除血肿,找到白膜及海绵体破裂处,应用 3-0 可吸收线间断缝合修补。手术的关键是确定海绵体破裂的具体部位,方法包括:阴茎血肿最明显处;阴茎弯曲变形的凸出处;触诊阴茎有明确、孤立包块或硬结处;术前彩超检查结果。术后往往会形成阴茎向折断缝合处背侧的弯曲。手术处理时间越晚,越难恢复阴茎原状,甚至导致阴茎勃起功能障碍。本术式克服了传统的环形冠状沟切口术式手术创伤大、时间长的缺点,值得推广应用。

(三)阴茎绞窄伤

阴茎绞窄伤治疗原则是尽快去除绞窄物而不附加损伤,改善局部循环。处理的关键是尽快去除绞窄物。

对软性绞窄物如丝线、橡皮筋、塑料环等可剪断去除,如被皮肤包埋,可在局麻下从正常皮肤开始到水肿区做一纵向切口,即可切断之。对绞窄物为钢圈、螺丝帽等硬性环圈可采取台钳夹碎或钢丝剪锯裂等措施,对于阴茎包皮嵌顿环可采用手术松解。绞窄时间长,皮肤极度水肿出血坏死者,可将坏死皮肤切除,创面用带蒂阴囊皮瓣移植或游离中厚皮片移植。对已造成阴茎坏疽者,则考虑择期行阴茎再造术。

金属环阴茎绞窄伤是常见的一种,根据金属材料和形状特征以及嵌顿的严重程度,所选方法有所不同。

1.断环取出法

对薄而较软的金属环,可以采用专门剪刀将环切断两处。但是,金属越硬越不易切断。常有的工具有线锯、牙科砂轮等。操作时,由于金属切割金属要产生高温,故必须同时给予生理盐水降温,避免局部烧伤。

2.减压取环法

消毒阴茎包皮,用一次性针头多处刺入包皮,再用纱布包好阴茎握在手中轻轻按摩,使包皮内积液经小孔渗出,包皮萎缩。然后,用粗针头直刺阴茎海绵体内,抽吸出阴茎海绵体内的积血 50～80 mL,阴茎体积明显缩小。最后,涂上液状石蜡,一手固定金属环,一手在环上方,牵拉阴茎包皮向上移,即可取下完整的金属环。

3.带子缠绷取环法

带子缠绷取环法适用于阴茎水肿不严重者。首先在水肿处切许多小切口,使组织中液体排出;然后取长而窄的布条,紧贴环之远端向龟头方向缠绕 2～3 cm,将布条近端从环和阴茎皮肤间送至环的近侧。此时,在缠好的布带表面涂润滑剂,术者边向远端缠绕,边向远端滑动金属环,并边松开近端之布条,直至环由远端脱下为止。

4.手术法

如已有嵌顿远端阴茎皮肤坏死者,或金属环既不能摘除也不能切断者,则应将金属环至冠状沟之间 Buck 筋膜表面的阴茎皮肤和皮下组织切除,这样金属环即可滑出。去除环状物后,必须估计阴茎体的坏死程度。行耻骨上造瘘引流尿液,局部彻底清洁,再涂抹磺胺米隆醋酸酯和磺胺嘧啶,每天 2 次。这种处理持续到坏死区分界线清楚为止。必要时,可行阴茎部分切除术。

全身使用抗生素抗感染。局部可注射透明质酸酶、肝素等,以防血栓形成。

(四)阴茎脱位伤

阴茎脱位伤应及早清创、止血,去除血肿,将阴茎复位,并固定于正常位置。有尿道损伤者按尿道损伤处理,必要时行耻骨上造瘘。

预后取决于早期发现和及时处理。因为这类患者常在严重挤压伤后发生,由于体检的疏忽,常未能及时发现,得不到及时处理。如能及时发现并明确诊断,将阴茎、尿道海绵体复位到袖筒式的包皮内,并行包皮修复,则预后良好。

(五)阴茎皮肤损伤

治疗方法根据阴茎皮肤损伤的范围、损伤程度和邻近皮肤状况而定。原则上伤后应立即修补,因延期修补会导致瘢痕形成、挛缩和生殖器畸形。处理前需仔细检查损伤范围、深度、阴茎海绵体、尿道海绵体是否完整,阴囊及阴囊内容物是否受累等。

首先应彻底清创,剪除无活力的组织。对阴茎皮肤缺损近侧有活力的组织要尽量保留,但远侧皮肤及包皮则须切除,即使有活力也要剪除至距阴茎头 2～3 cm 处,以防术后淋巴水肿。

1.刺伤及切割伤

刺伤及切割伤因其伤口不大,彻底清创后一期缝合,多可愈合。对于较少阴茎皮肤缺损者,清创后创缘皮肤稍做游离行无张力缝合。因阴茎皮肤血循环丰富,有利于伤口的愈合,故凡有活力的组织应尽可能保留。

2.阴茎皮肤撕脱伤

对于阴茎皮肤部分撕脱伤者,先彻底清洗创面,尽可能清除污染坏死组织,保留有生机的皮肤及组织。若撕脱皮肤与正常组织相连,且色泽无明显变化者,可在清创时尽量保留,并将皮肤与皮下组织缝合。术后包扎要求恰到好处,不宜过紧,数天后撕脱皮肤便可以复活。因此对于阴茎皮肤缺损<2/3、撕脱皮肤血液循环良好者,特别是年轻人,最好采用直接缝合。

如果创面已经发生感染,应将丧失生机的感染组织清除,每天更换 2 次湿敷料。待感染被控制,创面长出健康肉芽组织之后,于 5～7 天之内行成形手术。

阴茎皮肤缺损时,无论皮片移植还是将近侧皮肤延长覆盖创面,阴茎远端残留之皮肤必须切除直达冠状沟 3～5 mm 处,否则将来会形成象皮肿,影响外形及功能。

皮肤缝于阴茎背侧还是腹侧,尚无统一意见。缝于腹侧者外形近似于正常,唯恐日后瘢痕收缩产生腹曲;缝于背侧时,虽然外观差些,但无上述之虑。术后阴茎保持背侧位,第5天换敷料,检查伤口。若阴囊完好,也可用阴囊皮肤做隧道状阴茎包埋,露出龟头,过3~4周后再与阴囊分离成形。也可采取带血管蒂阴囊皮瓣修复阴茎皮肤缺损,使其一期愈合。尿道内需留置导尿管引流尿液,防止尿液浸湿敷料而发生感染。

阴茎皮肤完全撕脱者,多伴有阴囊皮肤损伤或撕脱,则应切除后采用其他部位皮肤植皮。可采取大腿内侧、腹股沟区或下腹部带蒂皮瓣植皮,亦可采取中厚皮片游离植皮。其中,以下腹部皮瓣较好。该处皮瓣具有移动性好、抗感染力强、成活率高,且术后半年即可恢复感觉。皮肤移植者皮肤对接处不宜对合成直角,以利于愈后的性生活,如皮片移植处位于海绵体缝合处,则应放置引流物,同时合理的使用抗生素控制感染,提高移植皮肤的存活率。

皮肤撕脱伤的患者如伴有尿道损伤,应尽可能吻合尿道并保持阴茎形态,必要时施行耻骨上膀胱穿刺造瘘。

如同时伴有阴囊皮肤缺损者,因组织顺应性强,弹性大,即使缝合时有张力,也应将所剩皮肤缝于一起,包裹其内容。数月之后,阴囊即可恢复正常大小。阴囊皮肤全部丧失时,可暂时把两侧睾丸置于股内侧皮下浅袋内。据观察,该处温度低于腹腔和腹股沟部位的温度,不会影响精子生成。尽管如此,对年轻患者仍应尽量行阴囊成形术。

3.阴茎皮肤烧灼伤

原则上先采取保守治疗,在组织活力未能明确判断之前,积极预防或控制感染,待丧失生机组织分界明显后,可切除坏死组织,并立即植皮,必要时可行带蒂皮瓣植皮。

4.阴茎切割伤

切伤浅且未伤及海绵体白膜者按一般软组织切割伤处理;切割深累及海绵体时,对因严重出血而致休克者,应及时采取防治措施;动脉出血者应立即缝合止血;海绵体渗血者,可连同白膜一起缝合压迫止血,并积极纠正休克。

5.包皮系带撕裂伤

如包皮裂口不大、系带撕裂不严重、出血不多者,经局部清洗,包扎即可愈合。如裂口较大、系带撕裂严重、出血不止者应急诊手术缝合止血,术后一部分人伤口愈合良好,一部分人可能愈合不佳,使系带处形成瘢痕或系带过短,可能造成以后阴茎勃起时弯曲或疼痛。

(六)阴茎离断伤

阴茎离断伤的治疗包括阴茎的修复、恢复排尿功能及性功能等。其治疗效果因受伤部位、程度、缺血时间和治疗方法而异,迄今尚无统一的治疗方案,但均强调吻合血管的再植术。

对于出血性休克者,需立即给予输血补足血容量,纠正休克后再行手术处理。

牲畜咬伤所致阴茎损伤,远端往往缺失,而不能行再植术,对于此类患者由于阴茎血运丰富,愈合能力较强,应尽量保留残端尚有生机的组织,尤其是保存海绵体,以备做阴茎再造术。妥善处理尿道,可行耻骨上膀胱穿刺造瘘。对牲畜咬伤者还应注意对破伤风及狂犬病的防治。

1.阴茎再植术

对所有阴茎离断伤,都应考虑行阴茎再植术。进行清创处理后,若阴茎离断时间短,边缘整齐,切下的阴茎未遭到进一步的破坏时,可及时施行阴茎再植手术。

应用显微外科技术吻合阴茎动脉及阴茎浅、深静脉、白膜和尿道,效果确切。阴茎离断后距再植的时间以 6 小时为临界点,但国内已有许多超过 6 小时再植成功的报道,故目前认为对阴茎离断伤,只要不是外伤严重或远端丢失,都应争取再植,不应随意放弃。如有尿道海绵体、部分皮肤或阴茎海绵体相连,则再植的成功机会明显增加。

手术时对离体部分阴茎应妥善处理,最好能在入院途中将离体部分保存于抗生素冰盐水中。患者入院后,应争取尽早手术,远端用盐水或林格液加抗生素肝素冲洗液灌洗,不健康皮肤尽量清除,尽量用近侧皮肤或皮瓣行皮肤修复。仔细清创,尽量避免盲目结扎血管,行耻骨上造瘘,通过离断远端尿道插入一根 Foley 导尿管,再通过断离近端进入膀胱,使阴茎结构形成一直线。以尿管为支架,首先用 3-0 肠线间断吻合尿道海绵体 4～6 针,勿穿透尿道黏膜,以促进肠线吸收,防止感染及尿漏,吻合后拔除尿管。其次缝合阴茎海绵体,为下一步吻合血管提供必要的稳定性。再次应用显微外科技术用 10-0 尼龙线显微吻合海绵体动脉,再吻合白膜,继而吻合阴茎背动脉、静脉及神经、浅筋膜、皮肤。可不必结扎或吻合阴茎深动脉,手术成功的关键是要保证一支海绵体动脉及阴茎背静脉吻合成功。常规行耻骨上膀胱造瘘,术后阴茎背伸位宽松包扎,有利于静脉和淋巴回流,必须把吻合好的阴茎固定在身体的适当位置,避免受压和痛性勃起,术中及术后需广谱抗生素和抗凝血治疗。口服雌激素防止阴茎勃起。

如伤口血管遭到进一步的破坏,无法进行动静脉吻合,单纯行清创缝合阴茎海绵体和尿道海绵体、Buck 筋膜和皮肤。虽然可以借助于远近两端海绵体来沟通血运使 3 个海绵体可能存活,但龟头和阴茎远端皮肤可能坏死。如阴茎远端皮肤缺损较多,而海绵体能得到再植,可于吻合后将阴茎包埋在阴囊皮下或行中厚皮片植皮。如阴茎缺失,创口应清创,一期缝合创面或用断层皮肤封闭创面。在伤后 1～3 个月再行带蒂管形皮瓣阴茎再建手术。可使患者站立排尿,如安装软骨或假体,还可性交。行阴茎再植术后可能发生一些并发症,其发生率由高到低依次为皮肤坏死、尿道狭窄、阴茎远端感觉不良、尿瘘、尿道坏死、阳痿。对于手术失败者,只能进行阴茎再造术。

由于阴茎的血液供应特点,未经吻合血管的再植阴茎是可以成活的。不完全离断的病例,即使仅有少数皮肤相连,其术后皮肤坏死发生率偏低;而完全离断的病例,较易发生皮肤坏死。手术吻合血管可以使皮下血液循环很快恢复,因此可以减少皮肤坏死;而不吻合血管者,其远端阴茎皮肤血供主要靠血流透过海绵体及皮下组织来提供,增加了皮肤缺血时间,导致皮肤坏死。另外,行血管吻合的病例其并发症发生率明显低于吻合海绵体和尿道的病例。所以,在阴茎再植术中应采用显微外科技术行血管吻合,减少皮肤坏死等情况。

对于婴幼儿阴茎离断伤,是否行血管神经吻合,尚无一致意见。由于婴幼儿血管神经纤细,吻合特别困难,一定程度增加了显微技术的难度。有报道未行血管神经吻合的婴幼儿阴茎再植术,术后阴茎勃起,皮肤感觉无异常,无排尿困难,效果较好,但缺乏远期随访报道。

2.清创缝合术

对于阴茎损伤严重,损伤时间太长,就诊医院的医疗技术力量确实不能实施阴茎再植术的情况,则应先行清创缝合术,以后择期行阴茎再造术。

3.阴茎再造术

阴茎再造术可分为传统阴茎再造术和现代阴茎再造术 2 类。

传统阴茎再造术包括利用腹部皮管阴茎再造、腹中部皮瓣阴茎再造、大腿内侧皮管阴茎再造等。传统阴茎再造术是一种技术复杂、需要分期完成的手术,其中某一次手术的失败都可能前功尽弃,因此这类手术需要由有经验的整形外科医师来完成。目前可应用显微外科进行的阴茎再造,体表许多游离皮瓣的供区都可游离移植进行阴茎再造。可以进行游离移植或岛状移植阴茎再造的皮瓣很多,如前臂游离移植阴茎再造、下腹部岛状皮瓣移植阴茎再造、脐旁岛状皮瓣移植阴茎再造及髂腹股沟皮瓣移植阴茎再造等。

腹部双皮管阴茎再造术属于传统阴茎再造术,一般需历经皮管成形、皮管转移、尿道及阴茎体成形、支撑物植入等几个阶段,历时较长。但对于不适合用皮瓣法移植的病例,仍不失为是一种可供选择的方法。该术式分 4 期完成。

(1)第 1 期皮管成形术:第 1 期皮管成形术于两侧腹壁各设计一皮管。左侧腹壁制备一条较大的斜行皮管,切口长为 17~20 cm,宽约 8.5 cm;右侧腹壁制备一条较小的皮管,长为 12~15 cm,宽约 4.5 cm。两条皮管的下端靠近耻骨联合部位,以便后期转移。

(2)第 2 期皮管转移术:第 2 期皮管转移术在第 1 期手术后 3~4 周,切断大皮管上端,缝合腹壁创面。在距尿道外口 0.5 cm 处做一与皮管横断面相应大小的创面,将大皮管扭转一定角度并与尿道外口上方所做创面缝合。注意缝合后应使皮管缝合处位于侧方。

(3)第 3 期阴茎体和尿道成形术:第 3 期阴茎体和尿道成形术于第 2 期手术后 5~8 周,经皮管夹压训练,确定有充分的血供建立后进行。切断大小皮管的下端,将两皮管靠拢,在两皮管的对合面上,从尿道口开始各做 2 条平行切口,直达皮管的游离端,大皮管平行切口宽约 1.5 cm,小皮管宽约 1.1 cm,做成尿道,使缝合后能包绕 16~18 号导尿管。将切口边缘两侧皮下略做分离并剪除多余的皮下组织,将相对的切口内侧缘以 3-0 线做真皮层的缝合,形成新尿道。再将大小皮管的外侧缘各做相对缝合,形成阴茎。

(4)第 4 期阴茎头成形及支撑物植入术:第 4 期阴茎头成形及支撑物植入术于第 3 期手术后 3 个月进行。在修复再造阴茎末端做阴茎头时,可在阴茎背部及两侧,距末端约 4 cm 处做 3/4 环状切口,并削除宽约 0.5 cm 的表层皮肤,游离远端创缘,重叠于切除表皮部的创面上进行缝合。也可在阴茎体远端两侧各切除 1~1.5 cm V 形皮肤,缝合后呈圆锥形酷似龟头。于再造阴茎根部一侧做一切口,在再造阴茎和尿道皮管之间分离一隧道,将阴茎海绵体残端劈开,以自体肋骨和硅胶作为支撑物,插入劈开的海绵体残端纵隔内并缝合固定。

对于阴茎损伤的预防,应尽可能避免暴力和锐器损伤阴茎。若是精神患者应积极治疗好精神病,这是唯一的预防措施。

第六节 睾丸损伤

睾丸由于其活动度较大及其坚韧的白膜存在,因而发生损伤的机会较少。睾丸损伤多发生于青少年,直接暴力损伤是常见原因,往往伴有附睾、精索及鞘膜组织损伤。

睾丸损伤可由劳动意外、交通事故、外伤等引起,而且损伤程度亦轻重不等。轻度挫伤仅有睾丸内毛细血管小出血灶、曲细精管破裂等;重者有睾丸破裂、睾丸严重挫裂伤,甚至发生睾丸脱位。

一、睾丸挫伤

(一)诊断

患者感到局部剧痛,疼痛可放射到下腹、腰部或上腹部,可发生痛性休克。偶尔疼痛并不严重,而以局部肿胀或阴囊胀痛为主,伴有恶心或剧烈呕吐。查体多有阴囊肿大,阴囊皮肤有瘀斑。睾丸肿胀明显,触之有剧烈疼痛,疼痛向下腹部和腹部放射。因睾丸白膜的限制,触诊时睾丸质硬。

1.彩色多普勒超声检查

睾丸外伤后,由于受伤血管痉挛,组织水肿,特别是坚韧白膜的压迫等因素使睾丸血供减少,这是本病的特征表现。

2.CT检查

(1)白膜下血肿:睾丸白膜完整,其下方与睾丸实质间见弧形高密度影。

(2)单纯睾丸实质血肿:表现为睾丸内类圆形高密度影,不伴有鞘膜积血和白膜破裂,睾丸仍保持为正常的卵圆形。

(3)睾丸挫伤:睾丸实质因受到打击或挤压而挫伤,CT上显示睾丸增大,密度增高,睾丸实质内血肿表现为低密度。

(二)治疗

睾丸损伤如为轻度挫伤可卧床休息、抬高阴囊及局部冷敷。严重损伤伴有休克者,应先抗休克治疗。开放性损伤应行清创缝合术。当有较大的阴囊血肿或鞘膜积血时,应尽早手术探查。

二、睾丸破裂

(一)诊断

受伤后睾丸疼痛剧烈,疼痛向同侧下腹部放射,可伴有恶心、呕吐。阴囊逐渐肿大,皮下出现瘀血。查体见阴囊局部肿胀,压痛明显,睾丸界限不清。睾丸破裂应与睾丸扭转、睾丸挫伤和阴囊血肿相鉴别。

1.彩色超声检查

受损睾丸无固定形态,内部回声不均,睾丸白膜线连续性中断,其裂口深入睾丸实质深部,部分睾丸完全断离。残存睾丸实质内部彩色血流分布稀少,走行紊乱,阻力指数明显高于健侧。

2.放射性核素睾丸扫描

睾丸破裂时可见睾丸图像有缺损,诊断准确率达100%。

3.CT检查

睾丸失去正常的卵圆形结构,白膜连续性中断,睾丸组织突出或睾丸断片分离,睾丸实质中散在分布不规则的低密度影。如为睾丸广泛裂伤,形成多发断片,则漂浮于大量阴囊血肿中。

(二)治疗

睾丸破裂诊断明确后应立即手术治疗。手术应尽早进行,时间拖得愈长,手术后感染机会就愈大,睾丸功能的恢复就愈差。在睾丸破裂诊断可疑时,亦尽早进行手术探查;即使术中未发现睾丸破裂,也可同时进行血肿清除及时引流,预防感染。术后托起阴囊,应用抗生素治疗。

手术时可取阴囊切口,清除血肿,对破裂的睾丸用可吸收缝线间断缝合睾丸白膜。对突出白膜外的睾丸组织应切除后再缝合。在睾丸肿胀严重时,可在睾丸其他部位切开减张后缝合裂口。缝合张力过大时可引起睾丸缺血而致睾丸萎缩。睾丸鞘膜内放置引流皮片。

三、外伤性睾丸脱位

当睾丸受暴力打击,脱离阴囊而至附近皮下时,称为睾丸脱位。睾丸脱位临床上较少见,脱位类型依据暴力方向而定。浅部脱位时,睾丸被推至腹股沟、耻骨前、阴茎、会阴或大腿内侧皮下;深部脱位时,睾丸则被推向腹股沟管、腹部或股管。

(一)诊断

睾丸脱位多数发生在青年人。症状是会阴部外伤后剧痛、呕吐,检查发现阴囊空虚,脱位睾丸触痛,可扪及睾丸。此时应与隐睾鉴别,后者往往有明确病史。偶尔伤处血肿误认为是睾丸脱位,但阴囊内有睾丸存在。

彩色超声检查:患侧阴囊内空虚,于腹股沟管外环口外上方软组织内探及脱位睾丸回声。其轮廓清晰完整,但内部回声不均匀,血流分布稀少。

(二)治疗

睾丸脱位应尽早行睾丸复位,恢复睾丸的血液循环。对浅部脱位者可采取闭合手法复位;对深部脱位者,则手术复位,复位时应注意精索的位置,并做睾丸固定。对受伤当时未做出睾丸脱位诊断的晚期就诊者,外环达阴囊的通道已闭合消失,则需游离精索,使精索达到足够长度,重新建立到达阴囊底部的通道,并做睾丸固定。术后应定期随访,了解患者的睾丸情况。

睾丸脱位的同时可发生睾丸扭转或睾丸破裂,伤后常致睾丸萎缩,甚至有恶变的报道,必须引起重视。

临床上创伤性睾丸脱位常漏诊、误诊,主要有以下原因:①本病少见,临床医师对其认识不足,尤其是非泌尿外科医师只注意了其他严重复合伤,往往不会仔细检查阴囊、睾丸情况;②伤后阴囊血肿致睾丸触诊不清。因此,对于有会阴部损伤或骨盆骨折者,尤其伴有会阴部剧烈疼痛、恶心、阴囊淤血肿胀而无尿道损伤时,应考虑创伤性睾丸脱位的可能,仔细检查阴囊。不能明确诊断者,可借助B超检查确诊,必要时做CT、放射性核素扫描检查。

第五章

泌尿生殖系统畸形

第一节　膀胱先天性异常

膀胱先天性异常多由于在胚胎发育期受某些因素影响所致,主要包括膀胱外翻、膀胱憩室、膀胱不发育、重复膀胱、膀胱颈挛缩及脐尿管瘘与脐尿管囊肿,多合并其他泌尿系统脏器或其他系统的畸形。

一、膀胱外翻

膀胱外翻是以膀胱黏膜裸露为主要特征的综合畸形。表现为下腹壁和膀胱前壁缺损,膀胱后壁向前外翻,输尿管口显露,可见尿液喷出。发生率为 1/(3 万～4 万),男女比例约为 4∶1。

(一)病因与病理

正常胚胎发育第 4 周时,在外胚层与尿生殖窦之间,由于间充质细胞的迁入,形成了腹壁肌层、膀胱前壁肌层和浆膜层。如果因某种因素影响,出现间充质细胞移行障碍,在下腹壁皮肤与膀胱之间就仅有一层薄膜;或者骨盆发育异常,耻骨分离,耻骨间距增大,对膀胱及下腹壁产生了牵张作用,从而形成膀胱外翻。耻骨分离导致止于耻骨的腹直肌分离,阴茎海绵体分离,使阴茎短小、背屈、尿道背侧裂开,出现尿道上裂。根据有无尿道上裂可分为完全性膀胱外翻与不完全性膀胱外翻。

(二)诊断

1.临床表现

(1)腹壁异常:患者下腹壁部分缺损,膀胱黏膜外翻呈鲜红色,易出血。

（2）骨盆畸形：由于耻骨联合分离，股骨外旋，患者常呈摇摆步态。

（3）外生殖器异常：男性常伴有完全性尿道上裂，阴茎短小、背屈，海绵体发育差，阴茎头扁平，包皮堆于腹侧，阴茎基底及阴囊分离加宽。约40％患者合并隐睾。女性常伴阴蒂分离、小阴唇远离。

（4）严重者两侧输尿管口外露，阵发喷尿，周围皮肤常发炎糜烂，尿臊味浓。

（5）诊断本病凭其外观一望即知。因其多伴发其他先天畸形，故对全身各系统应详尽检查，尤其是上尿路的情况。

2.影像学检查

（1）B超检查：排除其他的合并畸形。

（2）X线检查：骨盆片观察耻骨间距离；静脉尿路造影观察有无肾输尿管畸形和积水。

(三)治疗

治疗目的是保护肾脏功能，控制排尿，修复膀胱、腹壁及外生殖器，多主张分期完成。除极少的病例膀胱黏膜翻出较小，腹壁缺损甚小可行局部修补外，对较为严重的病例，需分多步手术重建膀胱和尿道。

1.修复骨盆环

髂骨截骨术，将耻骨联合靠拢。关闭骨盆环，使骨盆恢复正常解剖状态，减低膀胱腹壁修复后的张力，从而有利于愈合。

2.修复膀胱

膀胱内翻缝合术是保护膀胱功能的主要手段。由于膀胱壁纤维化和膀胱壁长期暴露而有水肿及慢性炎症，故应尽早完成。可在出生后72小时内重建膀胱和后尿道。

3.修复尿道生殖器

修复尿道生殖器包括膀胱颈重建术及尿道上裂成形术，有助恢复正常排尿，可作为第2期手术。

第1期手术最好在出生后72小时或1周内进行。不宜重建膀胱尿道者，考虑行尿流改道术。

二、膀胱憩室

膀胱憩室是由于先天性膀胱壁肌层局限性薄弱而膨出，或继发于下尿路梗阻后膀胱壁自分离的逼尿肌间突出而形成。多见于男性，常为单发。

(一)病因及病理

病因有先天性病变和后天性病变2种。

1.先天性憩室

膀胱壁肌层局限性薄弱而膨出,憩室壁含膀胱黏膜和肌纤维层,为真性憩室。

2.后天性憩室

后天性憩室多继发于下尿路梗阻病变,如后尿道瓣膜、膀胱颈挛缩、前列腺增生或尿道狭窄,因排尿时膀胱内压增加,使膀胱肌肉代偿性肥厚,黏膜沿纤维束间的裂隙向外突出而形成假性憩室,其壁由黏膜和结缔组织组成,无肌肉组织,常为多发性。

(二)诊断

1.临床表现

膀胱憩室典型症状是"二次排尿",即每次排尿后,憩室内的尿液流入膀胱又需再次排尿。巨大憩室偶可在耻骨上触及包块。部分患者因合并尿路感染、结石或发生血尿做常规检查而发现。

2.实验室检查

膀胱憩室并发感染、结石时,尿液中可有红细胞和脓细胞。

3.影像学检查

(1)B超检查:可直接发现膀胱憩室,膀胱充盈和排尿后检查有助于诊断。

(2)静脉尿路造影:可显示膀胱憩室或输尿管受压移位。斜位或侧位行排尿性膀胱尿道造影,并于膀胱排空后再次拍片可明确诊断。排尿时憩室不缩小,反而扩大。

(3)CT检查:可清楚地显示膀胱憩室的大小和部位。

4.器械检查

膀胱镜检查可明确诊断,可观察到憩室的数目、憩室开口、憩室内有无结石或肿瘤,同时可观察有否膀胱出口梗阻。

(三)治疗

治疗原则为解除下尿路梗阻,控制感染,必要时行膀胱憩室切除术。

(1)膀胱憩室较小,仅解除梗阻,不必行憩室切除。

(2)膀胱憩室巨大,输尿管口邻近憩室或位于憩室内,有膀胱输尿管反流,则需做憩室切除、输尿管膀胱再植术。

（3）较大的继发憩室尤其是合并出血、结石、感染、肿瘤,应做憩室切除并解除梗阻。

（4）先天性憩室较大,多位于膀胱基底部,常造成膀胱出口梗阻、膀胱输尿管反流和继发感染,需行憩室切除术。

第二节　阴茎畸形

一、包茎、包皮过长

（一）病因

包皮覆盖于全部阴茎头与尿道外口。如果包皮能向上翻转而露出阴茎头则称为包皮过长;如果包皮外口狭小,包皮不能翻转露出全部阴茎头则称为包茎。包茎可分为先天性(生理性)和后天性(病理性)2 种。

由于包皮和阴茎头之间存在天然的粘连,故大多数新生儿存在生理性包茎。包皮、阴茎头表面脱落的细胞、分泌的黏液以及细菌、尿液等共同形成包皮下白膜样物质,称为包皮垢。3~4 岁时,随着阴茎的生长和包皮下包皮垢的堆积,以及间歇性阴茎勃起,可以促使包皮和阴茎头逐渐分离,包皮向上退缩。到 3 岁时,90%的包茎患者可以自愈。

阴茎头包皮炎及包皮阴茎头损伤均可以导致后天性包茎,常有包皮口瘢痕挛缩,导致尿道口狭窄,此类包茎一般不会自愈。

（二）诊断

包皮过长者,阴茎在疲软状态下,阴茎头被包皮完全包裹,勃起时仍不能露出阴茎头,但能手法翻开包皮,露出阴茎头;若包皮口狭窄,无法用手法翻开包皮显露阴茎头者,可诊断为包茎。包皮过长需要与隐匿性阴茎相鉴别。

包茎患者有大量包皮垢堆积于包皮下冠状沟处,甚至部分患者可以看见或扪及包皮下肿块样包皮垢。包皮垢可以引起包皮龟头炎、包皮结石等,并且可能增加阴茎癌的发病率。包皮龟头炎可以造成阴茎痛痒,患者经常会用手挤压阴茎。

包皮过紧或包茎患者包皮上翻至阴茎头后方,如果未及时复位,包皮缩窄环阻碍静脉、淋巴管回流,会引起阴茎水肿,包皮水肿也使得缩窄环越来越紧,最终导致嵌顿性包茎。水肿的包皮上翻于阴茎头后方,并可见狭窄环,阴茎头呈暗紫色。嵌顿时间过长,包皮、阴茎头将出现缺血性坏死。

(三)治疗

由于生理性包茎的存在,婴幼儿期的包茎如无症状,可以采取观察等待治疗方法。对于有症状的患者,可以考虑试行上翻包皮,显露龟头,清除包皮垢。对于部分有粘连的患者,不提倡强行翻转包皮,因为有重新粘连以及继发性包茎可能。

较早行包皮环切术,可能对预防阴茎癌和降低 HIV 感染有一定作用。但是,对于包皮环切术的时机目前仍有争议。一般认为,学龄前儿童有包茎、包皮口有纤维狭窄环、反复发作包皮龟头炎者应行包皮环切术。嵌顿性包茎经复位后水肿消退者,可择期行包皮环切术。反复发作包皮龟头炎须待炎症消退后再择期手术。对于包皮过长,龟头过于敏感,导致早泄的年轻患者,也可以行包皮环切术。

除了经典的包皮环切术,近些年部分医院逐渐尝试包皮环扎器行环扎术。与传统术式相比,该方法具有手术时间短、出血少、瘢痕小、无术后出血、无需术后拆线等优点,但仍处于改进推广阶段。

嵌顿性包茎是泌尿外科急症之一,应及时行手法复位。手法复位失败或嵌顿时间长者,应及时行包皮背侧切开术。若包皮已经出现破溃或条件允许,可急诊行包皮环切术。

二、隐匿性阴茎

(一)病因

阴茎肉膜层由腹壁浅筋膜浅层和深层在会阴部融合形成,是一层富有弹性的结构,能使阴茎皮肤自由滑动。阴茎肉膜层发育不良,弹性变差,将阴茎束缚在耻骨联合下方;肉膜层中有纤维束带直接附着于阴茎体部和颈部;腹壁脂肪层下移、肉膜层下脂肪异常堆积等多个因素共同导致了隐匿性阴茎。

(二)诊断

阴茎外观短小,包皮口与阴茎根距离短,包皮如鸟嘴般包住阴茎,包皮背侧短、腹侧长,内板多、外板少。阴茎体本身发育正常,用手向阴茎根部推挤包皮可见正常阴茎体,松开后阴茎体迅速回缩。隐匿性阴茎的诊断需与阴茎短小或因巨大的睾丸鞘膜积液、腹股沟斜疝等引起的继发的隐匿性阴茎相鉴别,亦需要与包皮过长鉴别。

(三)治疗

隐匿性阴茎的治疗主要包括观察等待和手术矫正。肥胖儿隐匿性阴茎经减肥可明显改善。12～14岁以后,儿童体内雄激素水平逐渐提高,阴茎发育较快,阴茎外观变化也较大,加之会阴部脂肪的重新分布,绝大多数小儿隐匿性阴茎会随着年龄的增加而自愈。对于青春期以后仍无明显好转的隐匿性阴茎,可以行手术矫正。手术中主要切除阴茎肉膜层中束缚阴茎的纤维束带组织以及肥厚的阴阜脂肪垫,使阴茎完全松解并充分伸直,并将阴茎皮肤和筋膜固定在阴茎上,以防退缩。

三、阴茎短小

阴茎长度测量是指牵张长度,即用手提阴茎头尽量拉直,使其长度相当于阴茎充分勃起的长度,用测量尺测量从耻骨联合前到阴茎头顶端的距离。对于隐匿性阴茎,应向阴茎根部推挤开脂肪进行测量。

阴茎大小用阴茎疲软时和勃起时的长度及周径表示。足月新生儿正常阴茎牵张长度为(3.5 ± 0.7)cm,直径(1.1 ± 0.2)cm。国外成年男性平均牵张长度为(13.3 ± 1.6)cm。国内成年男性阴茎疲软时平均长度为(7.1 ± 1.5)cm,勃起时增加到(13.0 ± 1.3)cm,周径从(7.8 ± 0.7)cm增加到(12.2 ± 1.2)cm。

对于外观正常、阴茎长度/直径比正常的阴茎,阴茎长度小于正常阴茎体长度平均值2.5个标准差以上的称为小阴茎。

(一)病因

阴茎发育受垂体-下丘脑-性腺轴的激素调控。胚胎14周后激素缺乏可影响阴茎发育。常见病因:①促性腺激素分泌不足的性腺功能减退(下丘脑分泌异常);②促性腺激素分泌过多的性腺功能减退(睾丸分泌异常如睾丸缺如或下降不全等);③ Klinefelter 综合征(47,XXY)、多 X 综合征(48,XXXY、49,XXXXY)、多染色体畸形(69,XXY);④后天发育迟缓(如肥胖儿童血睾酮偏低);⑤包茎或包皮过长伴反复感染时阻碍阴茎正常发育;⑥少数原因不清的原发性阴茎短小症。

(二)诊断

收集家族遗传史、母亲孕育史等相关资料。检查外生殖器,测量阴茎长度和周径,睾丸位置、大小及质地。影像学检查主要检查脑部有无下丘脑和垂体畸形。实验室检查主要检查染色体核型和性腺激素(FSH、LH、T)。

如果 FSH、LH 高，而 T 低，则应加做人绒毛膜促性腺激素（human chorionic gonadotropin，HCG）刺激实验除外原发性睾丸功能低下；如果 FSH、LH、T 均降低，则先做 HCG 刺激实验测定睾丸功能，再做促性腺激素释放激素刺激实验鉴定脑垂体前叶功能。如果以上实验均正常，则考虑阴茎短小病因定位在下丘脑。如果 FSH、LH、T 均正常，则应考虑是否为阴茎受体对雄激素不敏感。

(三)治疗

根据阴茎短小的发病原因，早期进行针对性的内分泌治疗是第一选择。对于脑垂体功能异常的患者，用 HCG 500 U 肌内注射，每 5 天 1 次，共 3 个月。对于下丘脑功能异常的患者，应用促黄体生成激素释放激素（luteinizing hormone releasing hormone，LHRH）等促性腺激素释放激素直接替代。对于单纯睾丸分泌不足的患者直接用睾酮替代疗法。

对于内分泌治疗无效，成年后阴茎发育较差，而且影响夫妻生活时，可以考虑阴茎延长加粗术或阴茎再造术。部分患者对于延长术的过高期待是本方案术后引起医患矛盾的主要因素，因此术前应与患者仔细交代，并在手术前后拍照对比。对于 Klinefelter 综合征患者，雄激素不敏感，无男性青春期特征，却具有乳房女性化体征，加之性欲极度低下，若患者本人强烈要求，可以考虑变性手术。

第三节　睾丸先天性畸形

睾丸先天性畸形是胎儿出生时即已存在的发育异常。睾丸先天性畸形可表现为睾丸的数目、位置、大小等方面的异常，其中以隐睾最常见。

一、无睾症

无睾症又称睾丸缺如，是指患者内外生殖器表型均为男性，无性染色体异常（46，XY）。无睾症发病率为隐睾的 1%～4%。男子先天性双侧睾丸缺如发病率为 1/20 000，而单侧的发病率是双侧的 4 倍。

(一)病因

无睾症分为 3 类：①单侧睾丸、附睾、输精管及肾、输尿管全部缺如。病因是由于胚胎发育的第 4 周末形成生肾索。生肾索是睾丸、肾及泌尿生殖道的原基。

②单侧睾丸缺如,附睾、泌尿系统正常。病因是胚胎发育的第 6 周,卵黄囊应迁移到左右生殖嵴的原始生殖细胞全部迁移到一侧,而使另一侧缺如。③双侧无睾丸,但泌尿系统正常。病因可能是胚胎性分化时期有睾丸形成,并且有雄激素分泌及苗勒氏管抑制物的形成,只是睾丸下降过程中由于血液供应障碍或其他原因造成睾丸变性、退化、萎缩或吸收致无睾症。

(二)表现

单侧无睾症若无其他畸形并发,一般不影响男子性特征,而且无明显的临床表现。单侧睾丸缺如时,对侧睾丸发生隐睾的概率较高。双侧睾丸缺如时势必导致男子不育症。绝大多数患者因青春期延迟而就诊。

(三)诊断

无睾症诊断一般较困难,必须与隐睾和异位睾丸相鉴别。

超声检查是一种无创性检查,价格低,易反复实施,对无睾症的诊断有重要价值。如超声检查未发现睾丸,可做血清 LH、FSH 和睾酮水平测量,然后在 HCG 刺激后重复测定血清睾酮水平。若促性腺激素水平高,在 HCG 刺激后,血清睾酮水平不升高,则倾向于双侧睾丸缺如的诊断;如血清睾酮水平升高,则为隐睾或异位睾丸。另外,CT 和 MRI 检查也是诊断无睾症的重要影像学检查方法,敏感性和特异性都高于 B 超。

腹腔镜是目前诊断腹腔内无睾症的金标准,可同时进行治疗。

(四)治疗

单侧无睾一般无需治疗。双侧睾丸缺如无法恢复生育能力,但为保持男子性特征,可在青春期进行雄激素替代治疗。

药物治疗可采用口服雄激素制剂安雄。安雄含有十一酸睾酮,是一种脂溶性的天然睾酮。它主要与类脂质一起经淋巴系吸收,避开肝脏减活作用,使治疗量的活性睾酮达到外周循环。睾酮替代治疗还有皮肤贴剂和肌注制剂 2 种。皮肤贴剂可模拟睾酮分泌的昼夜节律释放的特点,供给更符合生理剂量的睾酮。

选择睾丸移植也是治疗双侧睾丸缺如的方法之一。从心理治疗出发,为满足外形和感觉的需要,可将人造睾丸假体植入阴囊内。

二、多睾症

(一)病因

多睾症是指有 2 个正常睾丸外,还存在 1 个或 1 个以上额外睾丸,又称额外睾丸,临床十分罕见。一般认为多睾的发生是由于胚胎发育的第 4 周生殖嵴上皮细胞群分裂的结果。多余的睾丸位于正常睾丸的附近,有自己的附睾、输精管和精索,也可以与正常睾丸共用一个附睾和输精管。多余睾丸也可能是隐睾。

(二)诊断

多睾症一般多无症状,需与阴囊内肿块相鉴别。仔细的体格检查和影像学检查对多睾症的诊断与鉴别诊断有重要价值。

(三)治疗

多睾症一般无需治疗。如有萎缩、恶变等病理情况时,应切除多余睾丸。

三、睾丸融合

睾丸融合也称并睾或融睾症,临床上非常罕见。睾丸融合是指两侧睾丸在阴囊或腹腔里互相融合长成一块。大多数睾丸融合多伴有严重的泌尿生殖道畸形或身体其他部位的畸形,如融合肾、骨盆旋转、脑积水、脊膜膨出或肋骨融合等。

(一)病因

睾丸融合的发生原因不清楚,可能由于胚胎发育过程中受某种因素的干扰,致使原始性腺块的分裂停顿或发育异常。

(二)表现

睾丸融合大多数位于腹腔内,少数位于阴囊内。其所属的附睾和输精管各自分开,睾丸融合血液供应来源于各自的精索血管。睾丸融合发育较差,其曲细精管数目减少,生殖细胞减少。

(三)治疗

睾丸融合位于阴囊内,功能良好,无其他畸形或并发症时可不必治疗,密切随诊观察。睾丸融合位于腹腔内,若其功能良好或有部分功能,无其他并发症,可游离精索后将其固定于阴囊内,术后需定期复查;若其功能不良或无功能,为防止恶变需手术切除,术后采用激素替代治疗。

四、隐睾症

隐睾是指一侧或双侧睾丸停止于下降途中,而未进入同侧阴囊内。隐睾随着生长发育发病率逐渐下降。一些研究表明患者在出生后睾丸仍可继续下降。患者出生后隐睾自行下降时间主要在生后 3～6 个月,6 个月后隐睾继续下降的机会明显减少。因此,新生儿出生后应立即做检查,如阴囊内摸不到睾丸,并不能诊断为隐睾,必须在新生儿 6 个月后进行复查。

新生儿隐睾的发病率约为 4%,早产儿为 30%,体重不足 1 800 g 的早产儿高达 70%,青春期隐睾发病率为 1%,成年人为 0.3%。隐睾中,约 2/3 为单侧,1/3 为双侧;右侧隐睾占 70%,左侧占 30%。

(一)病因

隐睾的病因至今尚未完全清楚,可能与以下多种因素有关。

1.解剖学因素

解剖学因素包括以下 4 种。

(1)睾丸引带功能异常:睾丸引带退变后,收缩异常,使睾丸发生不同程度的下降不全。

(2)机械性梗阻:当睾丸的体积超过内环口、腹股沟管或外环口的直径时,或外环远端进入阴囊的位置被筋膜覆盖,睾丸无法进入阴囊内。

(3)精索血管异常:精索血管发育迟缓或终止发育,致使精索血管过短而造成睾丸下降不全。

(4)睾丸与后腹膜组织粘连:胚胎期发生腹膜炎,造成睾丸与腹膜组织发生粘连,阻止睾丸正常下降。

2.内分泌因素

某些双侧隐睾使用促性腺激素治疗后,睾丸可以下降或个别双侧隐睾于青春期自动下降至阴囊内,证明隐睾与患者的内分泌失调有关。隐睾患者的睾酮水平低于正常,可是垂体内促性腺激素并不减少,只是不能正常地释放进入血液循环。可能原因:①甲胎蛋白阻断垂体-睾丸轴;②隐睾患者血液中可检出抗促性腺激素抗体,分析与自身免疫有关。

苗勒管抑制物质不足或缺乏时,苗勒管残留或完全没有退化,可以阻止睾丸经腹下移期,导致隐睾。

(二)病理

1.大体病理

隐睾常伴有不同程度的发育不全,体积缩小,质地松软。36%~79% 的隐睾患侧伴有附睾和输精管发育畸形。

2.组织病理

隐睾患者生后 60~90 天 FSH 和 LH 常受挫,胎儿型间质细胞数目减少,不能形成睾酮峰波,从而导致生殖母细胞不能转变成 Ad 型精原细胞。组织学标志:①1 岁以后仍持续出现生殖母细胞;②Ad 型精原细胞减少。隐睾组织学检查主要表现为生殖细胞发育的障碍,其次是间质细胞数目的减少。

隐睾的曲细精管平均直径较正常者小,曲细精管周围胶原组织增生。隐睾组织学改变的程度和隐睾所处的位置有关。位置越高,病理损害越严重;越接近阴囊部位,病理损害就越轻微。隐睾的病理改变也随着年龄的增长而逐渐加重。成人的隐睾,其曲细精管退行性变,几乎看不到精子。隐睾的组织学变化从 2 岁起有明显改变,认识到这一点对决定治疗时机具有指导意义。

(三)临床表现

1.生育能力下降或不育

隐睾周围的温度较阴囊内高 1.5～2.5 ℃,妨碍精子生成。双侧隐睾有失去生育能力的可能,单侧隐睾也偶有不育。

2.隐睾伴有鞘状突未闭

隐睾多伴有鞘状突未闭而发生腹股沟斜疝,发生率极高。

3.隐睾扭转

隐睾发生扭转的概率较阴囊内睾丸高,达 21～53 倍。

4.隐睾恶变

隐睾恶变成肿瘤的概率比正常位置睾丸高 18～40 倍。高位隐睾更容易恶变。隐睾恶变的年龄多在 30 岁以后,6 岁以前行睾丸固定,术后发生恶变者,比 7 岁以后手术的低得多。

5.隐睾损伤

睾丸处于腹股沟内或耻骨结节附近,比较浅表,固定,容易受外力的直接损伤。

6.精神和心理影响

阴囊空虚及睾丸大小、位置异常,使隐睾患者产生自卑心理,对不育的忧虑可引起精神上的痛苦。

(四)诊断

阴囊内不能触及睾丸时可做出隐睾的初步诊断。对于不能扪及的隐睾,可通过影像学检查进行诊断。B 超、CT 及 MRI 检查对判断高位隐睾及确定睾丸的位置有重要价值。放射性核素标记 HCG,使睾丸的 LH/HCG 受体上聚集足够量的 HCG,在放射性核素扫描中显示睾丸,是一种较理想的睾丸定性、定位方法。另外,对于严重的隐睾伴有表型性别难辨的患者,尤其是合并尿道下裂者应做性染色体及性激素检查以明确诊断,应特别注意与真性或假性两性畸形相鉴别。腹腔镜的应用对鉴别诊断隐睾、无睾症已取得很满意的效果。

隐睾需要与睾丸缺如、异位睾丸、回缩性睾丸等相鉴别。回缩性睾丸多发生于 5～6 岁的患者,由于患者提睾肌的过度敏感、活跃,睾丸可从阴囊内回缩至腹股沟部。检查前应消除患者的紧张情绪,避免任何外界的刺激引起提睾肌收缩使睾丸回缩。检查时患者坐位,两大腿外展外旋或采取蹲踞位,这样进行检查就可避免提睾肌反射。如为回缩睾丸,无需检查者的手法,睾丸即可自己下降。此时,用手轻轻夹住睾丸,将睾丸牵入阴囊内,放手后睾丸仍停留在阴囊内。

(五)治疗

隐睾一经诊断,应尽早治疗。生后 6 个月,如睾丸仍未降至阴囊内,则自行下降至阴囊内的机会极小,不可盲目等待,应采取积极的治疗。

隐睾治疗的目的:①纠正生理缺陷;②避免患者心理和精神上的障碍;③及时发现隐睾恶变;④可能改善生育能力。目前隐睾的治疗主要有激素治疗和手术治疗。

1.激素治疗

激素治疗的基础是隐睾患者多有下丘脑-垂体-睾丸性腺轴的异常。外用激素可修复上述异常,使隐睾下降至阴囊并维持生殖功能。激素治疗对于高位阴囊隐睾、腹股沟外环部隐睾的治疗效果较好。激素治疗之前,应反复检查并采取一定的措施以除外回缩性睾丸。治疗时机应在生后 6～10 个月。

激素治疗包括 HCG 和 LHRH 2 种。目前使用的 LHRH 制剂为鼻黏膜喷雾剂,如德国产的 Cryptorcur,每侧鼻孔喷入 200 μg,每天 3 次,饭前或饭后立即喷入,持续 28 天。另一种制剂是为 LHRH 类似物,如 Buserelin,其半衰期为75 分钟,生物效能是天然的 LHRH 的 16 倍,可经静脉或喷鼻给药。如果在LHRH 治疗后隐睾仍未下降,再加 HCG 1 500 U 连续治疗 3 天,可使部分隐睾继续下降。

HCG 的主要成分是 LH,直接刺激睾丸间质细胞分泌睾酮。自 20 世纪30 年代应用以来已取得较满意的效果,但有一些不良反应,如性早熟、长骨骨骺线过早闭合造成侏儒症,已逐渐被 LHRH 取代。但 LHRH 价格昂贵,不能普遍供应。HCG 剂量 5 岁前每次 1 000～1 500 U/m²,隔天 1 次,共 9 次。5 岁后每次 1 500 U/m²,隔天 1 次,共 9 次。

HCG 治疗隐睾的有效率在 30%～40%,LHRH 的有效率约 30%。激素治疗的效果与隐睾所在的位置密切相关,位置越高,疗效越差。腹内型隐睾激素治疗几乎无效。无论是应用 HCG 或 LHRH 治疗隐睾,都将导致血浆内 LH 达到需求水平,从而刺激睾丸间质细胞产生足量的睾酮,有助于睾丸曲细精管内生殖细胞的发育。

激素治疗失败的原因:①隐睾的病因不是激素失调造成的;②解剖上的障碍,主要有鞘状突或鞘膜发育异常;其次是机械性梗阻,如异常的引带残余或筋膜覆盖阴囊入口。HCG 或 LHRH 治疗隐睾有复发的可能。

2.手术治疗

隐睾的手术治疗是将隐睾移至阴囊内并加以固定。隐睾手术治疗目的:①固定睾丸于阴囊内,减少睾丸的进一步生精损害;②修补隐睾伴有的疝囊;③防止睾丸扭转;④减少由于隐睾位于阴囊外,运动时易造成的损伤;⑤降低恶变的可能性;⑥使患者获得心理上的安慰和部位的美容。

常见的手术方式有睾丸固定术、分期睾丸固定术、长袢输精管睾丸固定术、自体睾丸移植术、腹腔镜睾丸固定术及睾丸切除术等。

目前,大多数学者都主张手术年龄在 1~2 岁为宜。腹外型睾丸应用标准的睾丸固定术即可达到满意的效果,少数精索血管过短者则需行分期睾丸固定术或长袢输精管睾丸固定术(Fowler-Stephens 术)。腹内型隐睾少数可通过标准或分期睾丸固定术治疗,位置较高者可选择长袢输精管睾丸固定术或腹腔镜睾丸固定术,也可选择自体睾丸移植术。如睾丸已明显萎缩或可疑恶变者,可行睾丸切除术。

由于精索内动、静脉常常较短,影响睾丸游离并下移。据此,必要时切断睾丸精索血管,而保留侧支循环使睾丸下移至阴囊内。保留睾丸输精管与精索血管间系膜样结构,在不切断睾丸引带的前提下,尽可能高位切断精索血管,使高位隐睾一次降入阴囊,即精索血管高位结扎切断,此为 Fowler-Stephens 术。在切断高位睾丸的精索血管前,应用无损伤血管钳钳夹精索血管约 10 分钟,然后再睾丸白膜上做一小切口,如切口有新鲜血液不断流出,表示睾丸侧支循环丰富,继之切断精索血管。如出血试验睾丸切口不出血或在 5 分钟内停止者,则不能采用此术式。如按常规手术游离精索后才发现精索长度不够再采用精索血管高位结扎切断术,其结果必将是睾丸缺血萎缩。

高位隐睾在不能行 Fowler-Stephens 术时,可行自体睾丸移植术,条件允许时可采取血管显微外科技术,将切断的精索动、静脉远端与切断的腹壁下动、静脉吻合,睾丸缺血时间不能超过 30 分钟。手术成功的关键是术者有熟练的显微血管手术技术。

在术前不能触及的隐睾,且在腹股沟管内未能找到睾丸,手术探查发现精索为盲端,则提示已无睾丸,不必再做广泛的探查。如发现输精管或附睾为盲端,应考虑输精管、附睾可能与睾丸完全分离,必须继续在腹膜后探查,直至睾丸原始发育的部位。睾丸原始发育为腹膜后器官,但不少高位隐睾都位于腹腔内,精索周围常有腹膜包裹,形成系膜在探查时应加注意。

五、异位睾丸

异位睾丸是指睾丸在下降过程中,受某种因素的干扰,偏离正常途径未进入阴囊,而异位于耻骨部、会阴部等。异位睾丸的特点是离开了睾丸自然下降通路,多能适用于睾丸的功能活动。故有学者认为异位睾丸可作为一个正常器官。

临床上将异位睾丸分为腹内型和腹外型。①腹内型:睾丸未进入腹股沟管内,而是由腹膜后返折到腹膜前或异位到对侧。如异位到对侧,即形成睾丸横过异位;②腹外型:睾丸及精索均已穿过内环而出腹股沟管,由于不同的引带附着点,使其异位于腹股沟管周边旁路。大多数异位睾丸属于此型。

异位睾丸的诊断方法与隐睾基本相同。

异位睾丸的治疗与隐睾相同,睾丸固定术式是治疗异位睾丸的有效方法。其预后比隐睾要好得多。

第四节 尿 道 畸 形

一、尿道下裂

尿道下裂是一种常见的小儿泌尿生殖器先天性畸形,因前尿道腹侧正中融合缺陷所致尿道开口达不到阴茎头正常位置,常伴有阴茎向下弯曲畸形。

不同人种和不同地区中尿道下裂的发病率不尽相同。2005 年 Boisen 等人报道 1 072 名丹麦新生儿中尿道下裂的发病率高达 1.03%。我国男性围产儿平均发病率为 5.3/10 000。尿道下裂发病率逐年上升,城镇的增加速度高于农村,沿海高于内地和边远地区。

(一)病因

尿道下裂的病因尚不明确。各种影响胎儿尿生殖褶融合的原因均可导致尿道下裂,约70%尿道下裂病例为特发性。先兆流产、早产儿、低体重儿中尿道下裂发病率较高,可能是尿道下裂发病的高危因素。

1.尿道下裂的胚胎发生

男性外生殖器的形成是一个复杂的发育过程,包括遗传编程、信号传导、蛋白表达和组织重塑等。原始性腺在Y染色体短臂上的SRY基因及相关基因突变,体内睾酮不足或雄激素受体基因突变等均可引起胎儿尿道融合中断,产生尿道下裂。生殖结节发育和尿道板上皮分化过程中,$Hoxa\ 13$基因突变可造成局部组织中$Bmp\ 7$和$Fgf\ 8$不表达和信号转导障碍,形成尿道下裂。

2.基因遗传因素

大多数尿道下裂为特发性,不过部分尿道下裂发病有明显的家族倾向,属于多基因遗传病。临床上,至少20%病例中有遗传因素,有报道显示8%的患者父亲和14%的患者兄弟中亦有尿道下裂,先证者的同胞兄弟患尿道下裂危险性高于正常人群的10倍。

3.激素和环境干扰物影响

尿道下裂缺陷的发生可能与下列因素有关:①胎睾雄激素生成不足或异常;②胎睾间质细胞过早退化使雄激素刺激过早撤退;③$5\alpha$-还原酶缺陷,造成靶向组织中双氢睾酮活性水平下降;④男性外生殖器靶组织中雄激素受体的数量或质量异常,造成不完全性雄激素不敏感症。

另外,有报道显示人工辅助生殖和母亲早孕期应用黄体酮保胎出生的男性婴儿易发生尿道下裂,且尿道下裂严重程度与黄体酮疗法开始时间呈正相关。

环境中广泛存在的类似雌激素作用的内分泌干扰物质(多氯联苯,甲苯,杀虫剂,壬基酚,邻苯二甲酸盐和人工合成的雌、孕激素等)可能是造成尿道下裂发病率上升的重要原因。

(二)临床表现及分型

1.尿道下裂的临床表现

(1)尿道开口位置异常:阴茎头正常位置无尿道开口,仅见一稍有凹陷的浅窝。尿道下裂的尿道口位于阴茎头下方至会阴侧正中线上任何部位,越是远端者尿道口越趋向于狭窄。尿道开口异常可产生一个向阴茎腹侧下方歪斜和散开的尿流,使患者站立排尿困难,易尿湿衣裤。

(2)阴茎向下弯曲畸形:尿道下裂患者由于尿道沟融合障碍,尿道口以远的尿道海绵体、阴茎深筋膜和肉膜发育不全,造成不同程度的阴茎下弯畸形。参照

Donnahoo 尿道下裂的阴茎下弯畸形的病因分类,对尿道下裂阴茎下弯程度进行临床分级(0~4 级)如下。

0 级:无阴茎下弯的尿道下裂。

1 级:皮肤拴系,即阴茎体腹侧肉膜发育异常所致皮肤与 Buck 筋膜拴系,阴茎弯曲程度较轻,单纯性阴茎体脱套可充分纠正阴茎下弯。

2 级:肉膜、Buck 筋膜纤维化,需彻底松解尿道板旁的纤维化索状组织,才能充分纠正阴茎下弯。

3 级:在 2 级基础上,存在阴茎海绵体发育不对称、阴茎头下曲或倾斜所致阴茎下弯畸形。在阴茎体脱套和松解尿道周围纤维索组织后,残存阴茎下弯仍需通过阴茎海绵体背侧白膜紧缩术进行手术纠正。

4 级:在 3 级基础上,尿道板严重发育不良、尿道板下尿道海绵体缺失而代之纤维索条,形成尿道拴系,尿道板与阴茎海绵体构成弓弦状畸形,需离断尿道板和松解尿道后,才能充分有效地纠正阴茎下弯畸形。

(3)包皮异常:尿道下裂患者阴茎腹侧系带缺如,包皮腹侧裂开向阴茎背侧退缩,集中在阴茎头上方呈"头巾状"堆积。

(4)其他:重度尿道下裂患者常伴发阴囊分裂、阴茎阴囊错位等。

2.尿道下裂的分型

传统上尿道下裂按原始开口位置分为 4 型。Ⅰ型:阴茎头型和冠状沟型;Ⅱ型:阴茎体型;Ⅲ型:阴茎阴囊型;Ⅳ型:会阴型。有时,尿道下裂中阴茎下弯程度与尿道开口位置不成正比,开口在阴茎远端的尿道下裂可合并严重的下弯畸形,阴茎下弯纠正后尿道开口位置明显退缩后移,单纯根据原始尿道开口位置不能正确地评估尿道下裂的程度。Barcat 提出的按阴茎下弯矫正后尿道下裂开口位置进行分型的方法(表 5-1),能比较客观地反映尿道下裂严重程度。

表 5-1 尿道下裂的临床分型(Barcat 法)

前型	阴茎头型(尿道口位于阴茎头下方)
	冠状沟型(尿道口位于冠状沟水平)
	前阴茎型(尿道口位于阴茎体前 1/3)
中间型	阴茎体中间型(尿道口位于阴茎体中间 1/3)
后型	阴茎体后型(尿道口位于阴茎体后 1/3)
	阴茎阴囊型(尿道口位于阴茎阴囊交界处)
	阴囊型(尿道口位于阴囊部位)
	会阴型(尿道口位于会阴部位)

3.尿道下裂伴发畸形

尿道下裂开口位置越靠近近侧,并发其他先天性畸形的概率越高。并发畸形中,52%发生在泌尿生殖系统(如隐睾、膀胱输尿管反流、马蹄肾、肾发育不良、前列腺小囊和鞘膜积液等),23%在消化系统(如无肛和腹股沟斜疝等),14%在骨骼肌肉系统(如肢体畸形、耻骨发育不全和关节松弛症等);11%在呼吸及心血管系统(如先天性心脏病和主动脉缩窄等)。

(三)诊断

尿道下裂是显性畸形,依靠病史和体格检查常可确诊,但是,部分阴茎头型尿道下裂患者易漏诊。重度尿道下裂常伴有小阴茎、阴囊分裂和阴茎阴囊错位等,应与两性畸形相鉴别。

(1)采集病史时,首先注意亲属中有无泌尿生殖系统先天畸形、青春期发育异常、死产、婴儿早期死亡、性早熟、闭经和不育症等疾病史。母亲有无异常男性化性征或库欣样外观,妊娠期有无应用外源性激素史,如口服避孕药或接受辅助生殖治疗。

(2)体格检查时,应观察患者体型、全身发育情况和有无第二性征。仔细观察外阴部形态,阴茎发育差伴阴囊分裂者,与伴有阴蒂肥大的女性外阴较难鉴别。一般说来,尿道口呈椭圆形并有2根系带者,阴蒂的可能性较大。

(3)注意阴囊或大阴唇及腹股沟区的触诊。在阴囊或阴唇处触及的肿块绝大多数是睾丸,卵巢和索条状性腺的位置通常在腹腔内,不下降到腹股沟区。

(4)对于尿道下裂合并双侧或单侧未触及隐睾者,无论外生殖器外观是否模棱两可、含糊不清,在排除诊断前都应该高度怀疑两性畸形的可能性。

(5)新生儿外生殖器和乳晕色素过度沉着提示黑色素刺激素过度生成,脱水外貌提示盐丢失。另外,做直肠指检可了解有无子宫的存在。

(6)影像学检查可经阴道或尿生殖窦注入碘油进行造影,确定有无阴道、子宫和输卵管。排尿性膀胱尿道造影也可显示尿生殖窦和阴道盲袋。超声和CT检查也可提供有无女性内生殖器的情况。

(7)染色体核型分析和基因探针46XX患者伴有含糊的男女中间型外生殖器表现,应考虑女性假两性畸形或真两性畸形的可能。46XX患者,男女中间型外生殖器内可触及性腺肿块时,常提示真两性畸形的可能。46XY患者伴含糊的男女中间型外生殖器表现,常为男性假两性畸形、混合性性腺发育不全或睾丸发育不全,后两者常有子宫。核型45X/46XY嵌合体,常提示性腺发育不全。若嵌合体中含有XX细胞系,应考虑真两性畸形的可能性。46XX男性患者,核型为 46XX,男性表型,小阴茎,睾丸小而硬,常缺乏生精功能,多数患者有 Y 染色体与 X 染色体发生易位,可用荧光原位杂交技术或染色体上睾丸决定因子。

(8)实验室检查:实验室检查主要测定性激素及其代谢产物。测定尿 17-羟类固醇和 17-酮类固醇、血 17-羟孕酮、去氧皮质酮、脱氢表雄甾酮和睾酮有助于肾上腺皮质增生的诊断。对肾上腺皮质增生的新生儿,其尿 17-酮类固醇可能并不高,测定血 17-羟孕酮则比较可靠。睾酮与双氢睾酮的比值高于正常(正常男性为 8~16),提示 5α-还原酶缺陷引起的男性假两性畸形。当肾上腺皮质增生检查结果阴性,又缺乏母亲妊娠期服用雄激素或患有分泌雄激素的卵巢肿瘤病史时,应高度怀疑真两性畸形。

(9)腹腔镜检查或剖腹探查内生殖器、性腺活组织学检查:探查时对性腺的肉眼观察,可大致做出判断。睾丸呈粉红色,表面光滑,质地柔软;而卵巢为浅黄色,表面有滤泡,质地稍硬,有结节感或沙粒感,对于性腺质地不一致的情况,应怀疑卵睾,送检标本时应上中下各取一小块。

(四)治疗

手术是尿道下裂的唯一治疗方法。早期手术常分为 2 期进行,即矫正阴茎下弯和尿道成形。近年来趋向于做一次性手术。尿道下裂的各种原式和改良术式达 200 多种。总的手术效果仍不太令人满意,手术难度较高,不同程度的尿道下裂需用不同的术式。尿道下裂的手术一般应于学龄前完成。近年来,有主张 8~18 个月内完成,减少对小儿心理的影响。

手术治疗的具体目标包括:①完全矫正阴茎下弯,使阴茎勃起时挺拔,成年后能进行正常的性生活;②修复缺失尿道,新建尿道弹性好,管径一致,今后腔内无毛发生长;③新建尿道口位于阴茎头正位,呈纵向裂隙状开口;④术后能站立排尿、尿线正常,阴茎外观满意、接近正常人。

虽然尿道下裂手术方式繁多,但基本的手术步骤包括:①阴茎体完全脱套;②下弯矫正和人工勃起;③尿道成形;④阴茎皮肤覆盖;⑤尿流改道;⑥敷料固定。目的是矫正阴茎下弯和修复尿道缺损。

1.阴茎下弯矫正术

一般来说,大约 15% 前型尿道下裂和 80% 后型尿道下裂伴有阴茎下弯畸形。由于阴茎向下弯曲形成的原因不同,矫正阴茎下弯的手术方式因人而异。手术中采用人工勃起的方法,可确定阴茎下弯矫正的效果。

传统上认为,由于尿道下裂开口远端的尿道板未能正常发育形成尿道,局部的皮肤、Buck 筋膜、肉膜和尿道海绵体与尿道口周围粘连、纤维化,形成的纤维索带状组织,是造成阴茎下弯的主要原因。既往大多数手术方法采用切断尿道板后,阴茎体皮肤肉膜完全脱套,使阴茎伸直和尿道口后移的方法纠正阴茎下弯。

保留尿道板手术方式的成功应用使人们对阴茎下弯和尿道板组织学认识观念发生了改变。Erol 等人的研究表明,尿道板上皮下方组织有丰富的血管、神经分布,有平滑肌和结缔组织,强调了尿道成形手术过程中保持尿道板完整的重要性。许多尿道下裂患者的阴茎下弯是阴茎腹侧皮肤及皮下组织与尿道板及阴茎深筋膜间不正常附着所致,称为“皮肤下弯”。在完全松解阴茎腹侧皮肤及皮下组织后,阴茎下弯得到纠正。

对于阴茎腹面的肉膜和深筋膜发育异常,形成阴茎下弯的纤维化组织,需彻底松解尿道板旁海绵体表面的纤维化索状组织,有时需游离尿道下裂开口的近侧,甚至充分游离球部尿道,才能充分纠正阴茎下弯。少数严重阴茎下弯病例即使在切断尿道板组织、松解下弯纤维组织后,仍残存有阴茎下弯。有研究表明,残存的阴茎下弯是由于阴茎背侧与腹侧海绵体发育不对称所造成。对于阴茎脱套和尿道周围纤维组织松解后,残余下弯不超过 30°者,阴茎背侧白膜折叠术是彻底纠正阴茎向下弯曲的一种安全、可靠和有效方法。

然而,阴茎背侧白膜折叠术可造成阴茎缩短,不适用于阴茎发育短小的重度尿道下裂患者。有学者主张阴茎腹侧海绵体横向切开后,用游离皮瓣、睾丸鞘膜或小肠黏膜下脱细胞基质补片修复白膜缺损,延长阴茎腹侧长度,从而矫正阴茎下弯。Koff 和 Eakins 采用海绵体旋转法,在阴茎体完全脱套后,从腹侧正中纵向切开隔膜、分离阴茎海绵体左右两支向背侧旋转后固定的方法,纠正阴茎海绵体发育不对称所造成的阴茎下弯。

2.尿道成形术

阴茎下弯矫正后,修复尿道的材料可采用:尿道和尿道板组织,阴茎皮肤或带血管蒂的包皮内板,游离组织如游离皮片、口腔黏膜或膀胱黏膜等。早期尿道成形手术以分期修复法为主,在第 1 期阴茎弯曲完全矫正后的 6 个月至 1 年,进行第 2 期尿道成形术。一期修复法(即阴茎下弯矫正和尿道成形术一次性完成的术式)已成为目前国内外治疗尿道下裂初治病例的主流方式,常用的手术方法介绍如下。

(1)保留尿道板修复尿道的手术方法:20 世纪 80 年代开始,人们逐步认识到尿道下裂手术中保留尿道板的重要性。发育不全的尿道海绵体形成了尿道板旁纤维索带,纤维索带围绕尿道口向前延伸至阴茎头下面是引起阴茎下弯的主要原因。保留尿道板的尿道成形术主要适用于无阴茎下弯或阴茎下弯经过背侧白膜折叠可矫正的尿道下裂患者。

保留尿道板修复尿道的手术方法包括以下 4 种。①Thiersch-Duplay 术：尿道板是从异位尿道口向阴茎前方伸展的一片尿道黏膜。沿阴茎腹侧尿道板上做 U 形切口，近端绕过尿道外口，远端延伸至阴茎头。如果尿道板组织健康，且足够宽大，可直接将尿道板围绕支架管向前卷管缝合修复尿道。对于 3 岁以下的患者，尿道板宽度至少超过 0.8 cm 才适用于 Thiersch-Duplay 术式。②Snodgrass 术：又称为尿道板纵行切开卷管尿道成形术。该术式是一种基于 Thiersch-Duplay 术式上的技术创新，当保留的尿道板较窄小时，将尿道板正中纵行劈开扩展后，卷管修复的尿道内腔大于 10F 或 12F，使手术适用范围明显扩大，更适合婴幼儿手术。术中应用尿道板旁残存的尿道海绵体和肉膜组织，或分离阴茎背侧包皮带蒂肉膜后中央开窗转移至阴茎腹侧面，加强覆盖新建尿道，可减少尿瘘并发症的发生。Snodgrass 术式与 Thiersch-Duplay 术式一样，保留了尿道板的完整性和连续性，避免了新建尿道与原尿道之间的环状吻合口，新建尿道受到海绵体的支撑作用，不易发生扭曲及尿道狭窄。手术通过对扁平状阴茎头尿道板的纵行切开，加深了阴茎头部的尿道沟；再将纵切尿道板的两侧向腹侧方向卷管，使成形后的尿道口呈纵行裂隙状，阴茎外观更接近生理形态，有别于其他手术方式。一般来说，Snodgrass 术式手术病例的选择，不受尿道下裂开口位置和尿道板宽度的影响。但是，对于尿道板下存在明显纤维索条组织所致严重阴茎下弯的重度尿道下裂患者，本手术方式不适用。③Mathieu 术：采用尿道板加盖翻转的尿道口基底血管皮瓣方法修复尿道下裂。该术式主要适用于前型尿道下裂患者，成功的关键在于翻转皮瓣必须有足够的血供，否则易造成术后尿瘘。④Onlay 术：采用尿道板加盖横向裁剪带蒂包皮黏膜方法修复尿道下裂。由于应用了有血运的岛状包皮瓣，该手术后尿瘘、尿道狭窄等并发症较少，适用于中间型、后型和阴茎阴囊型尿道下裂的手术，缺点是手术操作比较复杂。

（2）尿道口前移阴茎头成形术：曾是 20 世纪 80 年代非常盛行的一种尿道下裂手术方法，适用于阴茎头型、冠状沟型尿道下裂。

尿道游离延伸正位尿道口成形术修复尿道下裂是一种充分游离前尿道使之在无张力的状态下延伸至阴茎头正位尿道口的尿道成形方法，又称为 Koff 术。该手术适用于修复尿道缺损＜2 cm 的尿道下裂患者，术后尿瘘发病率很低，主要并发症为尿道口狭窄。

（3）横行带蒂包皮内板皮尿道成形术：20 世纪 80 年代初开始，Duckett 在

Asopa 术式的基础上设计了横截获取包皮内板岛状皮瓣法修复尿道下裂,又称 Asopa-Duckett 术式。由于包皮具有取材方便,抗尿液刺激能力强,血运丰富等优点,是进行尿道成形的良好材料。Asopa-Duckett 术式适用于大部分有阴茎下弯的尿道下裂手术。有些重度尿道下裂的尿道缺损长,带血管蒂包皮管长度不能弥补尿道时,可采用 Duckett + Duplay 尿道成形术。该术式的缺点是操作复杂,手术技巧要求高,需积累丰富的经验,才能获得良好的手术效果。

(4)游离移植物代尿道修复尿道下裂:用游离移植物修复尿道下裂,适用于多次手术失败后局部取材困难的患者。

游离包皮内板黏膜较早就被用于尿道成形术中,具有剪裁灵活、操作简便、术后阴茎外观满意等优点,适用于包皮丰富的各型尿道下裂。由于游离包皮内板黏膜缺乏足够的血流供应,容易发生新建尿道组织缺血、愈合不佳等,术后尿瘘、尿道狭窄等并发症的发生率较高。

膀胱黏膜尿道成形术采用与尿道相似的组织来源,对尿液刺激反应小,再生能力强,是一种安全可靠的组织材料。但是,膀胱黏膜尿道成形术后,暴露在尿道外口的黏膜容易出现增生、脱垂等,导致尿道外口狭窄。另外,膀胱黏膜取材也增加了对膀胱的创伤。

口腔黏膜尿道成形术具有组织来源丰富,取材方便,移植后易于成活,形成的尿道柔韧,黏膜不易挛缩、不易狭窄等优点。手术并发症低于游离皮瓣、膀胱黏膜成形尿道的方法。利用口腔黏膜进行尿道成形时,通常取材于口腔内颊和下唇部。采用 Inlay 或 Onlay 术式的成功率要高于卷管术式。

3.术前应用绒毛膜促性腺激素

重度尿道下裂常伴有阴茎发育不良,给手术矫治带来困难。有报道,尿道下裂患者术前应用绒毛促性腺激素后阴茎体伸长以尿道开口近侧为主,使尿道下裂开口向远侧前移,并且降低了阴茎下弯程度。我们在临床实践中,对于合并小阴茎畸形的尿道下裂患者,手术前常应用绒毛膜促性腺激素治疗 1~2 个疗程(每次 HCG 1 000 U 肌内注射,每 3 天 1 次,10 次为 1 个疗程)。多数患者用药后阴茎明显增大增粗,为手术创造了有利的条件。

4.手术后常见并发症及处理

(1)尿道皮肤瘘:是尿道成形术后最常见的并发症,发病率在 5%~20%。发生尿道瘘的潜在因素有新建尿道血运不良,局部组织缺血、坏死、感染,尿道远端梗阻等。多数尿道瘘发生在冠状沟附近或阴茎根部。发现尿道瘘后不要急于处理,待手术后 6 个月以上,局部皮肤血供重建和瘢痕软化后再手术。近侧尿道瘘常用尿道瘘修补术,远端尿道瘘宜采用尿道成形的再手术方法。

(2)尿道口狭窄:多数由于远端尿道缺血或阴茎头成形方法不当造成。早期通过尿道口扩张,大多数可好转,否则行尿道口切开。

(3)尿道狭窄:多发生在阴茎头段尿道和尿道吻合口处。成形尿道血供不良导致尿道挛缩,尿道吻合口未做斜面吻合或新建尿道发生扭转是造成尿道狭窄的主要原因。早期可试行尿道扩张,但儿童对尿道扩张的耐受性差。尿道扩张无效者,行狭窄段尿道切开,6个月后再行尿道成形。

(4)尿道憩室:多数继发于远端尿道梗阻、成形尿道口径过宽或尿道周围缺少支持组织。继发于尿道狭窄的轻度尿道憩室,在解除狭窄后可好转。重度尿道憩室,在排尿时阴茎阴囊交界处出现较大的囊性膨隆肿块,排尿后尿液滴沥明显或伴有反复尿路感染的患者,需手术切除尿道憩室。

(5)阴茎下弯复发:由于阴茎下弯矫正不彻底、留有残余阴茎下弯组织或阴茎腹侧产生瘢痕组织所致。阴茎下弯超过30°或影响阴茎勃起功能时,需再手术治疗。通常可采用阴茎脱套后,松解延伸前尿道和(或)阴茎背侧白膜折叠术完成阴茎下弯的矫正。

目前,在较大的尿道下裂治疗单位中,尿道瘘、尿道狭窄等常见的并发症已经控制在一个比较合理的范围内,而手术后阴茎外观满意度将更加受到关注。

虽然人体有许多组织材料可用来代替尿道,但多数远期手术效果不理想。多次手术失败的尿道下裂残疾仍然是尿道下裂手术学上的难题。阴茎局部皮肤的扩张、尿道上皮体外培养和无细胞基质支架材料的应用,可能对今后的尿道下裂手术方法学产生重要的影响。另外,尿道激光焊接技术的临床推广应用将来有可能会替代传统的尿道缝合技术,明显地缩短尿道成形的手术时间。

二、女性尿道下裂

女性尿道下裂指女孩尿道开口在处女膜内阴道背侧壁上,临床上多数患者无症状。如果尿道口位于膀胱颈部,常伴有尿失禁,需进行膀胱括约肌和尿道成形术。

三、后尿道瓣膜

后尿道瓣膜是男性婴儿先天性尿道梗阻中最常见的病变,占产前胎儿B超检查中尿路梗阻性病变的10%左右。1802年,Langenbeck最先以先天性前列腺尿道梗阻报道了本病症,但直到100多年后,Young才对后尿道瓣膜进行了详细的描述和命名。

(一)分型

后尿道瓣膜分为 3 型。

1.Ⅰ型

Ⅰ型最常见,占后尿道瓣膜的 95%。一对瓣膜附着于精阜远端,汇合于后尿道背侧中线,中央呈孔隙状。瓣膜组织为覆盖移行上皮的单一纤维基质,缺乏肌纤维组织。排尿时瓣膜向后尿道膨出,导致膀胱出口梗阻,但可逆行插入导尿管。Ⅰ型瓣膜形成的原因,可能与中肾管胚胎发生异常有关,即中肾管插入泄殖腔的位置异常靠前,即形成了Ⅰ型瓣膜。

2.Ⅱ型

Ⅱ型瓣膜可能继发于其他原因的梗阻(如尿道狭窄、前尿道瓣膜和逼尿肌括约肌协同失调等),造成膀胱颈、前列腺部尿道浅表肌层增生,形成黏膜皱褶。瓣膜自精阜沿尿道后壁向外侧走向膀胱颈,不造成梗阻。

3.Ⅲ型

瓣膜位于精阜远端,横跨膜部尿道,中央有一孔隙,占梗阻性后尿道瓣膜的5%。排尿时环状隔膜呈风向袋状向球部尿道突出,造成梗阻,但可逆行插入导尿管。Ⅲ型瓣膜是泄殖腔膜的尿生殖部分分解不全所致。

(二)病理生理

后尿道瓣膜在胚胎早期形成的尿道梗阻,使瓣膜近侧尿道至肾脏整个尿路受到损害,形成各种各样的病理生理改变。

1.肺发育不良

后尿道瓣膜的胎儿因肾功能差,排尿量少,导致羊水过少,胎儿肺发育不良。患者生后常有呼吸窘迫综合征,新生儿期病死率高达 50%。

2.肾小球功能障碍

在原始后肾胚基生成时,因尿路梗阻,集合系统压力增高,造成肾发育不良,后出现进行性肾功能不全和高血压。早期解除梗阻,有可能防止肾实质进一步被损坏,改善肾功能。

3.肾小管功能障碍

后尿道瓣膜造成上尿路压力增高,肾小管浓缩功能障碍,水、钠排出过多,最终形成肾性尿崩症。

4.膀胱功能异常

约 75% 后尿道瓣膜患者有膀胱功能异常,包括膀胱顺应性低、逼尿肌不稳定和挤压综合征后肾衰竭等。后尿道瓣膜成功切除后,仍有持续性上尿路扩张、进行性肾功能不全和膀胱功能异常者,称为瓣膜膀胱综合征。

5.肾盂输尿管积水和膀胱输尿管反流

后尿道瓣膜造成膀胱出口梗阻,膀胱内压增高,使上尿路引流不畅,出现不同程度的肾盂输尿管积水扩张。另外,膀胱压力过高使膀胱输尿管连接部的抗反流机制失调,反流发生率达 40%～60%。

(三)临床表现

后尿道瓣膜的梗阻程度不同,临床表现有较大的差异。一般说来,起病年龄越小,症状越重。

新生儿时期主要表现为排尿困难、尿滴沥、尿潴留、尿性腹水、肾功能不全和肺发育不良导致的呼吸困难。体检时触及的腹部肿块通常是积水的肾脏、迂曲扩张的输尿管或有尿液潴留的膀胱。尿性腹水是尿液由肾实质和肾窦渗出,通过腹膜渗入腹腔所形成的。重度后尿道瓣膜的新生儿伴有尿路感染、尿毒症、脱水和电解质紊乱等,婴幼儿表现为生长迟缓、尿路感染和消化道症状。学龄期儿童多因排尿功能异常就诊,表现为排尿时尿线纤细、排尿费力、遗尿和尿失禁等。

(四)诊断

1.产前诊断

随着孕妇产前 B 超检查的普及,后尿道瓣膜产前检出率达 10%,成为胎儿双肾积水最常见的原因。后尿道瓣膜超声检查特征:①双侧肾盂输尿管积水扩张;②膀胱扩张、膀胱壁增厚;③前列腺部尿道扩张伸长;④羊水过少。妊娠 24 周前,后尿道瓣膜容易漏诊。双侧肾盂输尿管积水男性胎儿在产前诊断为后尿道瓣膜时,注意与梅干腹综合征和双侧重度膀胱输尿管反流进行鉴别,膀胱增厚的改变仅见于瓣膜病变。超声检查的准确性与胎龄呈正比例关系。

2.产后诊断

后尿道瓣膜患者出生后,排尿性膀胱尿道造影有助于明确诊断。排尿造影时,可见前列腺部尿道扩张伸长,远端尿线纤细或不明显,膀胱边缘不光滑,有小梁小房样结构改变或憩室形成。40%～60%患者继发膀胱输尿管反流。

(五)治疗

治疗原则包括纠正水电解质失衡、控制感染、引流和解除下尿路梗阻。如果患者营养状况差,感染不易控制,先做膀胱造口引流尿液。伴有输尿管梗阻患者,做输尿管皮肤造口或肾造瘘手术。病情好转后或肾功能较好的患者,可经尿道电灼后尿道瓣膜,或用冷刀切开瓣膜。

后尿道瓣膜患者术后需长期随访,临床症状改善先于影像学检查结果的改变。一般要求患者在术后3个月左右复查静脉尿路造影和排尿性膀胱尿道造影。

第五节　输尿管畸形

一、输尿管数目异常

(一)输尿管重复畸形

输尿管重复畸形是输尿管先天性畸形中最常见的一种。重复输尿管通常引流重复肾,偶尔引流自附加肾,故常将这种畸形称为重复肾输尿管畸形,分为完全性和非完全性2种。重复肾输尿管畸形可发生于一侧,也可双侧同时发生,左右侧无明显差异,女性多于男性。

1.病因

重复肾输尿管畸形与胚胎发育过程有关。胚胎第4周时,输尿管芽迅速增长,近端形成输尿管,远端进入生肾组织,并且发育成肾盂、肾盏以及集合管等。如在输尿管与生肾组织汇合前过早发出分支,则形成不完全性重复肾输尿管畸形;如中肾管多发出一输尿管芽,与正常输尿管并列走行,进入生肾组织,则形成完全性重复肾输尿管畸形。

2.临床表现

约60%患者无明显临床症状,出现临床症状多与其并发其他尿路畸形有关。

(1)尿路感染:是最常见症状。表现为膀胱刺激征、腰痛、发热等,可能和重复输尿管本身及其重复肾特别是上位肾盂易发生淤积、梗阻或反流有关,也可能由膀胱输尿管反流或输尿管间反流所致。

(2)肾积水:重复输尿管远端梗阻可导致肾输尿管严重积水,在腹部可摸到囊性肿块,此时应与肾囊肿相鉴别。

(3)排尿困难:重复肾输尿管畸形常合并输尿管口膨出,当膨出的囊肿逐渐增大,阻塞尿道内口时可出现排尿困难。

(4)漏尿:重复肾输尿管畸形常合并输尿管开口异位,当异位输尿管开口于尿道括约肌以下尿路或膀胱外可出现漏尿,表现为患者除了正常分次排尿外,内裤常潮湿,漏尿呈点滴状。

(5)腹痛:巨大肾积水或合并结石、输尿管反流等时可出现腹痛。

3.诊断

根据症状、体征及相应的影像学检查,能做出正确诊断。

(1)B超能够发现并发的肾积水、输尿管扩张及输尿管口膨出。

(2)排泄性尿路造影是确诊的主要依据。排泄性尿路造影可见上肾盂为小肾盂,肾盏数目少,类似发育不全,管型或杵状,肾积水时呈囊状扩张;下肾盂特点为肾盏数目减少,约为正常的 2/3,位置偏外下方,上肾盏短宽,指向外下侧,类似凋谢花朵,肾盂位置居全肾的外下方。

(3)磁共振泌尿系统水成像与排泄性尿路造影相比,磁共振泌尿系统水成像具有无创伤、无需造影剂等优点,但价格相对昂贵,多用于造影剂过敏或不能配合行逆行肾盂造影者。

(4)膀胱镜检查如果发现膀胱内有 2 个以上输尿管开口,则可确诊为重复肾输尿管畸形。

4.治疗

对体检或偶尔发现的重复肾输尿管畸形,如无尿路感染、梗阻或尿失禁等症状,以及无严重肾盂及输尿管积水、尿液反流等并发症者,一般不需治疗,可定期复查泌尿系统 B 超以观察。若出现明显临床症状及肾盂输尿管严重积水、反复感染、尿液反流等,则应手术治疗。

根据肾脏功能及合并畸形情况,可采用开放或后腹腔镜下手术方式。

(1)输尿管膀胱吻合术:如上半肾功能良好,出现梗阻、反流及临床症状者,可行输尿管膀胱吻合术。

(2)输尿管肾盂吻合术:对于非完全性重复肾输尿管畸形者,如上半肾功能好,无膀胱输尿管反流并有症状时,可行输尿管肾盂吻合术。

(3)上半肾及上输尿管切除术:适用于上肾部功能丧失、上输尿管迂曲扩张、异位输尿管膨出引起尿路梗阻及感染等临床症状者。

(4)重复肾输尿管畸形常合并输尿管口膨出、输尿管异位开口等畸形。输尿管膨出中 80% 来源于重复的上半肾,切除上肾部分及相应的大部分输尿管,输尿管膨出瘪缩,从而解除下尿路梗阻及继发的泌尿系统感染。如术前无输尿管反流,上尿路手术后需再手术者约 20%,主要原因包括上输尿管残端及输尿管膨出残余感染、下输尿管反流等。术后少数患者肾上极局限性积水合并感染时,可以在超声引导下经脊肋角穿刺抽液;无感染者则随访,3个月后多自行吸收。

(二)输尿管发育不全

1.病因

先天性输尿管发育不全临床极为罕见,病因迄今未明确。

2.临床表现

双侧输尿管发育不全伴双肾不发育时,患者多不能存活,因此临床上很难见到。单侧输尿管发育不全常伴同侧肾脏不发育,同侧膀胱三角区缺如,是由于中肾管或输尿管芽胚胎期未被吸收进入尿生殖窦内所致。若同侧膀胱三角区有一定程度的发育,可出现输尿管不发育或闭锁,临床上可出现一侧膀胱三角区完全缺如,同侧输尿管不发育,但实际上常见患侧输尿管异位。

3.诊断

先天性输尿管发育不全患者一般无明显临床症状,有时腹部可触及囊性包块,可合并感染。

以往本症的术前诊断较难,常易误诊为腹部囊性肿瘤。以下检查有助于诊断:①排泄性尿路造影检查示患侧肾脏及输尿管不显影;②B超和CT示膀胱后囊性占位,边界清晰,囊壁薄而均匀,尤其排泄性尿路造影后CT检查常能很好地显示囊肿与膀胱不通,其成因主要是积水首先发生在患侧输尿管下端;③CT连续层面上常可见扩张的患侧输尿管与囊肿相连。

二、输尿管位置异常

(一)下腔静脉后输尿管

下腔静脉后输尿管为胚胎期下腔静脉发育异常所致,又称为输尿管前下腔静脉。其特点是右侧输尿管绕过下腔静脉的后侧面走向中线,再从内向外沿正常途径至膀胱。本病发病率较低,临床罕见。

1.病因

胚胎时期,有3对静脉与下腔静脉的发育有关,即后主静脉、下主静脉、上主静脉,形成环状。胚胎第12周时,后肾从盆骨上升,穿越静脉环达腰部,故此环称为肾环。肾环分为前、后两部分,输尿管从中经过。正常情况下,后主静脉萎缩,下腔静脉由肾环后部组成,因此输尿管在下腔静脉前面。如后主静脉不萎缩,肾环前面组成下腔静脉,则输尿管位于下腔静脉后,即下腔静脉后输尿管。如静脉环的腹侧不消失,则形成双下腔静脉,导致右输尿管位于双下腔静脉之间。

2.临床表现

下腔静脉后输尿管是先天性畸形,但大部分患者都在成年后才开始出现症状。由于下腔静脉与输尿管交叉(在 $L_3 \sim L_4$ 水平)导致尿流通过障碍,引起右肾、输尿管上段积水。患者可出现腰部胀痛不适、泌尿系统感染、血尿和结石等症状。

3.诊断

下腔静脉后输尿管的诊断主要依靠影像学检查。

(1)排泄性尿路造影:右肾功能好时,可见上段输尿管向中线移位,在 $L_3 \sim L_4$ 处形成一 S 形弯曲,弯曲以上尿路扩张积水,弯曲以下输尿管正常。

(2)逆行肾盂造影:可使肾盂输尿管全程显影,显示输尿管于中线 $L_3 \sim L_4$ 水平呈 S 形或反 J 畸形,然后又回到脊柱外侧下行而形成镰刀状或 S 形弯曲。

(3)下腔静脉造影加逆行尿路造影:如上述检查仍不能明确诊断,可在右输尿管插管同时经股静脉行下腔静脉插管,拍平片和造影片,可最直观地显示下腔静脉后输尿管及下腔静脉,从而明确诊断。因其有创性,不作为常规检查。

(4)磁共振泌尿系统水成像:可清晰显示输尿管的走行及其与下腔静脉的关系,是较好的无创性检查。

(5)多层螺旋 CT 三维尿路成像:对下腔静脉后输尿管诊断也有较高的准确率。

(6)彩超:对下腔静脉后输尿管的诊断有一定的辅助作用。

腹膜后肿块也可致输尿管移位,但输尿管移位形态各异,一般不呈 S 形弯曲,且腹膜后肿块可同时压迫及刺激胃肠道,产生相应的消化道症状。CT 及 MRI 等检查可发现肿块,并可明确肿块和输尿管、周围脏器的关系。

4.治疗

(1)保守治疗:部分患者仅有轻度积水,无明显症状,可随诊观察。症状及肾积水加重时才考虑手术治疗。

(2)输尿管复位术:肾盂及上 1/3 输尿管积水较明显,症状较重者应行输尿管复位术,即切断输尿管,将输尿管移至下腔静脉前,再做肾盂输尿管吻合或输尿管端端斜行吻合。吻合后均应放置输尿管支架管,1 个月后膀胱镜下拔除。术后吻合口狭窄与闭锁的发生率一般在 2% 以下,仅少数患者需要再次手术。

(3)肾输尿管切除术:部分患者就诊时已经出现右肾功能完全丧失,需行右肾输尿管切除术。

(4)后腹腔镜手术治疗:随着腹腔镜技术的不断发展及成熟,目前国内外不少学者开展了在后腹腔镜下输尿管复位术或肾切除术治疗该病。

(二)髂动脉后输尿管

髂动脉后输尿管又称为输尿管前髂动脉。髂动脉后输尿管由于受位于前方的髂动脉压迫,使其产生梗阻,故梗阻多发生在 L_5 或 S_1 水平。本病罕见,常并发其他畸形,其中 10%～15% 的男性患者合并生殖器畸形。

1.病因

本病病因迄今尚未阐明,可能和胚胎发育时髂动脉发生异常以及肾脏在髂动脉后上升有关。

2.临床表现

本病临床往往表现为输尿管下段梗阻及继发的上尿路梗阻症状或尿路感染症状。

3.诊断

本病临床表现无特异性,诊断困难,主要依靠影像学检查。

尿路造影显示腹段输尿管及肾盂肾盏扩张、积水,输尿管弯曲下降,梗阻部位一般在第 L_5 外侧数厘米,梗阻以下输尿管管径正常。CT 及 MRI 对于该病的诊断有较高的价值。

髂动脉后输尿管应与下腔静脉后输尿管及腹膜或盆腔占位引起的输尿管移位相鉴别,下腔静脉后输尿管梗阻部位较高,位于 L_3～L_4 水平,输尿管呈 S 形,腹膜后占位时超声、CT 及 MRI 多可发现。

4.治疗

本病治疗原则及手术方法与下腔静脉后输尿管大致相同。

三、输尿管开口异位

输尿管开口异位是指输尿管开口不在膀胱三角区两侧角。女性输尿管可异位开口于尿道、子宫、子宫阔韧带、阴道壁、处女膜、外阴等处,男性可开口于后尿道、射精管、精囊等处。个别患者可开口于直肠。此症为小儿常见的泌尿系统畸形,女性多见,且女性中 80% 以上伴有重复肾输尿管畸形,而在男性则多为单一输尿管。

(一)病因

异位输尿管口为先天性异常,在胚胎发育过程中,中肾管下段向膀胱延伸形成膀胱三角之左右底角。由于膀胱迅速发育,输尿管被牵引向上方,若输尿管没有随膀胱向上移动,则形成异位输尿管口。

(二)临床表现

临床表现因开口部位不同而异,女性多表现为尿失禁,男性则多因泌尿系统感染及上尿路梗阻症状就诊。

1.女性患者

女性输尿管异位开口多位于膀胱颈或尿道括约肌以下的阴道壁、尿道壁或前庭部,所以多数患者既有正常的分次排尿,也有持续性滴尿,内裤或尿垫常被尿液浸湿,外阴及大腿内侧潮红,甚至出现尿疹和溃烂。通常平卧时症状轻,白天直立位时滴尿明显。有的患者患侧肾功能很差,仅能分泌少量尿液,夜间睡眠时尿液存储于扩大的输尿管中,可暂时没有滴尿。有的患者因输尿管口梗阻而引起上尿路梗阻症状及尿路感染。

2.男性患者

男性患者一般无尿失禁,多表现为梗阻和尿路感染症状。若输尿管异位开口于尿道,尿液进入后尿道常有尿频、尿急等症状。异位开口于射精管时,患者多无临床症状,性生活时可出现症状。少数患者还可继发前列腺炎、精囊炎、附睾炎等。

(三)诊断

有正常分次排尿的女性患者出现持续滴尿,一般应考虑输尿管异位开口;男性患者输尿管异位开口常不易诊断,但出现梗阻或感染的临床症状后较易诊断。对于输尿管开口异位患者,重要的是明确异位开口的部位及是否合并其他畸形。

1.体格检查

对外阴部进行仔细的检查,往往可以发现从尿道口、阴道口或前庭部尿道与阴道间的小孔间断流出尿液。可向膀胱内注入亚甲蓝,若尿道、阴道等处流出的尿液为无色,说明所流出的尿液不是来自膀胱,而另有异位开口。

2.静脉尿路造影

静脉尿路造影是重要的诊断方法,既可以了解输尿管的走行、异位输尿管口的位置以及肾脏的功能,也有利于手术方法的选择。因重复肾发育不良、肾积水及功能受损等原因,一般采取大剂量延迟拍片。

3.B超检查

B超可了解患侧肾脏的大小、位置和形态、肾皮质厚度及积水程度,特别是对于排泄性尿路造影不显影患者更有意义。

该病需与真性尿失禁相鉴别,后者常有神经系统病史或颅脑外伤史,无正常的分次排尿,尿路造影无肾、输尿管重复畸形,膀胱以外找不到异位的输尿管开口。难产及盆腔手术后输尿管损伤也可引起漏尿及尿失禁,根据病史及超声、排泄性尿路造影等检查一般较易鉴别。

(四)治疗

应根据输尿管异位开口类型及其引流肾脏病变的严重程度进行综合考虑,以决定手术方法。有开放手术和后腹腔镜2种方法。

1.肾、输尿管切除术

肾、输尿管切除术适用于单一输尿管开口异位并肾发育不良无功能或肾功能丧失者。对术前影像学未能定位的发育不良肾脏的切除手术,腹腔镜既能检查又能操作,极具优越性。

有时肾脏发育极差,甚至仅约花生米大小,术中在腹膜后脂肪内先找到输尿管,然后沿输尿管向上剥离找到肾脏。合并交叉异位肾或融合肾时,沿输尿管向上探寻所引流的肾脏更为安全,可有效避免损伤健侧肾脏。

2.上半肾及上输尿管切除术

上半肾及上输尿管切除术适用于重复肾双输尿管、上输尿管口开口异位并上半肾发育不良无功能者。

3.输尿管膀胱吻合术

输尿管膀胱吻合术适用于单一输尿管口异位、肾功能良好者。如果输尿管下段扩张严重,末端需做鼠尾样裁剪,便于形成黏膜下隧道,起抗反流作用。

输尿管膀胱吻合术后最常见并发症是梗阻和反流。梗阻常引起腰痛和反复感染,需做肾穿刺造瘘引流。3～6个月后经造瘘管造影证实吻合口通畅,拔除造瘘管;梗阻仍存在时,则再次行输尿管膀胱吻合术。膀胱输尿管反流可引起反复泌尿系统感染,需口服预防剂量抗生素,3～6个月后复查排尿性膀胱造影,多数反流消失。如果感染难以控制,则保留膀胱造瘘管或导尿管,3～6个月后复查。反流消失、感染控制方能拔出造瘘管,否则需再次输尿管膀胱吻合抗反流。

4.膀胱颈重建术

膀胱颈重建术适用于双侧单一输尿管口异位、膀胱三角区及底盘未形成、膀胱颈肌肉未发育、膀胱颈宽大而无括约能力或膀胱容量小者。这类患者若行输尿管膀胱吻合术,术后易出现完全性尿失禁,因此应行膀胱颈重建术。有的患者需同时行肠膀胱扩大术。如仍不能控制排尿,可考虑做以阑尾为输出道的可控性尿路改建术。

四、先天性输尿管狭窄

(一)先天性肾盂输尿管连接部梗阻

先天性肾盂输尿管连接部梗阻是泌尿生殖系畸形中较常见的一种先天性疾病,发生率仅次于隐睾和尿道下裂。男性多于女性,左侧多于右侧,双侧者占10%左右,偶可见孤立肾积水。

1.病因

(1)肾盂输尿管连接处狭窄:是最常见的原因,占85%以上。狭窄段长度在0.5~2 cm,少数病例可达 3~4 cm,个别病例出现多段狭窄。一般认为,狭窄是由于肾盂输尿管连接处或输尿管起始阶段肌层增厚或纤维组织增生造成的,并无明显炎性变化;但有些标本则显示为肌肉发育不全,甚至缺如,而妨碍正常蠕动波的传递。

(2)高位输尿管:正常情况下输尿管起始于肾盂最低位,形成漏斗状,有利于尿液引流。若输尿管起始部位偏高造成折角或活瓣样作用,则尿液排流不畅,最终导致肾积水。

(3)迷走血管压迫:肾动脉过早发出供应肾下极的分支或来自腹主动脉的供应肾下极的副肾动脉常横跨输尿管而造成梗阻。由于迷走血管的长期压迫,使该段输尿管壁的发育也有障碍,因而手术仍应切除肾盂输尿管连接部才能解除梗阻。

(4)肾盂输尿管连接处瓣膜:肾盂输尿管连接处形成一个内在性活瓣样结构引起尿液从肾内排出受阻,导致肾积水,临床较少见。

(5)输尿管起始部扭曲或粘连折叠:如在胚胎期有发育障碍或纤维有异常覆盖或粘连,使输尿管起始部折叠、扭曲致尿液引流不畅而造成肾积水。

(6)其他原因:肾盂本身缺乏张力或输尿管起始部缺陷而影响其蠕动也可造成肾积水。

2.临床表现

(1)腹部包块:是多数病例中的早期表现,尤其是新生儿及婴幼儿,常因发现腹部包块就诊,有时仅表现为全腹部膨隆。包块多呈囊性感,表面光滑,无压痛。

(2)腰腹部疼痛:多以钝痛为主。大量饮水后出现腹痛是本病的一大特点,是由于肾盂利尿突然扩张所致。另外,还可因合并结石活动或血块堵塞而引起绞痛。

(3)消化道症状:由于肾盂、肾盏扩张引起反射作用或内脏神经受压所致,表现为胃肠道功能紊乱,如恶心、呕吐、厌食、体重不增、发育迟缓等。

(4)尿路感染:尿路感染多见于儿童,一旦出现,病情重且不易控制,常伴全身中毒症状,如高热、寒战和败血症。

(5)血尿:血尿的发生率为10%~30%。原因包括肾盂内压力增高、肾髓质血管断裂、感染或结石等。

(6)高血压:可能是因为肾内血管受压使肾素分泌增多所致。

(7)尿毒症:双肾积水或孤立肾积水,如未及时治疗,晚期可出现肾衰竭表现。

3.诊断

对于反复出现不规则腰腹部疼痛及消化道症状,又难以用消化道疾病或急腹症解释时;反复尿路感染、药物治疗效果不佳时;腹部触及时大时小的囊性包块时均应考虑到肾积水的可能,需进一步检查。常用的检查方法有以下几种。

(1)超声检查:是肾积水诊断的首选检查方法。B超既可以判断包块的性质(囊性或实性),又可判断包块的位置和大小。B超能观察到肾盂、肾盏扩大的程度及肾实质的厚度。如肾盂扩大,而输尿管不扩张,可初步诊断为肾盂输尿管连接部梗阻性肾积水。

(2)静脉肾盂造影:为主要的诊断方法,静脉肾盂造影检查不仅可以了解肾盂、肾盏扩张的程度,还可了解肾脏的功能及梗阻的部位。肾脏不显影可能是因肾实质长期受压功能严重受损或肾发育不良、孤立肾等,也可能是因肾脏积水较大,造影剂被稀释。

(3)排泄性尿路造影:可判断肾积水是否因膀胱输尿管反流所致,及了解肾盂输尿管连接部梗阻是否合并膀胱输尿管反流。

(4)肾穿刺造影:对于排泄性尿路造影不显影,梗阻部位不能明确时可采用此法。因为该检查有创性,现已被CT和磁共振泌尿系统水成像等无创性检查所替代。

(5)CT检查:可以确定包块的具体解剖位置、范围、形态、大小及性质,还可了解肾实质的厚度初步判断肾功能,有较高的价值。

(6)MRI检查:为诊断肾积水最新的无创检查方法之一,尤其适用于婴幼儿等不能配合造影、严重肾功能不全或造影剂过敏患者。

(7)放射性核素检查:可显示肾脏形态,了解梗阻部位及肾脏功能代偿情况。

4.治疗

(1)治疗原则:对于肾盂输尿管连接部梗阻患者的治疗应解除梗阻并尽可能

地保留肾脏,以最大限度的保护患者肾功能。

(2)手术时机的选择:①对于没有症状的轻度肾积水可暂不行手术治疗,严密观察、定期复诊。若肾积水加重或出现临床症状者应考虑积极手术;②对于中度以上的肾积水或出现临床症状者应积极手术;③大部分幼小婴儿轻、中度肾积水不需手术,在随访观察中可自行好转。重度肾积水患者都需手术,在肾积水减轻程度、肾盂排空改善等方面明显优于保守观察病例。

(3)手术方法的选择主要包括以下 4 种。

肾盂成形术:肾盂成形术式的选择应依病变及每个患者的具体情况而定,但各种术式均应达到以下基本要求:①重塑管径要超过正常管径;②吻合口宽广、低位、呈漏斗状,密闭而无张力;③切除多余无张力的肾盂壁;④尽量减少输尿管周围的纤维增生,以免术后广泛粘连而再度肾积水。肾盂成形术主要包括以下8 种类型(表 5-2)。

表 5-2　肾盂成形术的类型

类型	特点或适应证
离断性肾盂成形术	因切除了肌细胞发育异常的部位,效果最好而被广泛采用。凡肾盂输尿管连接部狭窄,该部肌肉发育不良、肾盂扩张明显者均可采用此术式。
Y-V 成形术	适用于输尿管高位附着或肾盂输尿管连接部狭窄较短,肾盂扩大不明显,无需行肾盂部分切除者。
异位血管致肾盂输尿管连接部梗阻矫治术	可切断输尿管上端,切除肾盂输尿管连接部及狭窄的上输尿管,移位至血管之前,再行吻合术;若异位血管有替代血供,也可将异位血管结扎,再行 Y-V 成形术。
肾盂瓣肾盂成形术	适用于低位狭窄者。
插管式输尿管切开术	适用于肾盂输尿管连接部的长段瘢痕性狭窄者,因术后输尿管内支架管需要长时间放置,极少使用。
肾盏输尿管吻合术	肾盂成形术失败后,肾脏周围有广泛粘连纤维化。将受压变薄的下极肾实质部分切除,下极肾盏与正常输尿管吻合。
经皮肾盂内切开术	经皮肾盂内切开术只限于无异常血管压迫、输尿管狭窄段较短者。通过经皮肾镜,用冷刀在肾盂输尿管连接部的后外侧切开至正常口径的输尿管,然后留置支架管。
后腹腔镜下肾盂离断成形术	后腹腔镜肾盂成形术作为治疗肾盂输尿管连接部梗阻的微创手术有其明显的优势。

肾切除术:小儿肾处于发育期,解除梗阻后恢复的潜力大,年龄越小,肾脏功能恢复能力越强,故对肾积水患者原则上仅考虑保留肾手术。仅以下情况才考虑行肾切除术:①巨大单侧肾积水,患肾功能基本丧失,肾实质极薄,色泽灰白、

厚度<2 mm;②肾实质有多处溃疡或形成脓肾;③发育不良的肾盏合并肾积水;④对侧肾功能正常者。

肾造瘘术:当肾积水合并严重感染,药物治疗不能控制时,应先行肾造瘘,待感染控制后再行进一步手术。

双侧肾积水的处理:应分期行肾盂成形术,一般不做肾切除术,2次手术时间间隔一般不少于1周,最好不要超过1个月;若患者情况及技术许可也可同时完成。

(4)术后处理和随访:肾盂输尿管连接部梗阻患者多为婴幼儿,术后难以配合治疗,术后稳妥固定各种引流管极为重要,特别是肾造瘘管。肾造瘘管拔出指征为夹管后,多次连续夹管12~24小时,松夹后残余尿量很少且恒定,或者自肾造瘘管内注入亚甲蓝,观察尿颜色,有蓝色尿液排出,证实通畅。成人术后1个月左右膀胱镜下取出输尿管内支架。

术后3~6个月做排泄性尿路造影了解肾盏恢复情况,并定期复查B超,了解患肾积水情况。

(二)输尿管瓣膜

输尿管瓣膜是输尿管黏膜过多形成皱褶,内含平滑肌,可发生在输尿管任何一段,输尿管中1/3段及肾盂输尿管连接部最少见。输尿管瓣膜可以是单片状,也可是横膈状。

1.病因

目前关于输尿管瓣膜病因公认的有3种学说:胚胎皱襞残留学说、膜形成学说和输尿管胚胎发生畸形学说,但均不能全面解释各种现象。

2.临床表现

输尿管瓣膜多无特异性症状,常有肾区疼痛和继发感染症状,可出现血尿,后期可造成患侧肾功能损害。

3.诊断

此病虽可出现梗阻及泌尿系统感染等症状,但这些症状为泌尿系统常见症状,无特异性。故很难在手术前做出诊断,确诊必须依靠输尿管镜活检或术后病理检查。

Wacher提出输尿管瓣膜症的诊断依据:①输尿管黏膜内含平滑肌纤维束;②瓣膜以上部分的输尿管扩张,以下的则正常;③无其他机械性或功能性梗阻原因存在。

(1)B超检查:常能发现肾积水及梗阻以上部位输尿管扩张,但不能确诊。

(2)排泄性尿路造影与逆行输尿管造影：输尿管有膜状充盈缺损，呈"腊肠"样，是诊断本病最有价值的 X 线征象，同时可以了解积水程度及肾脏功能情况。

(3)输尿管镜检查：能直接观察到病变形态，同时取组织块活检，以明确有无平滑肌束的存在，并且同时切除瓣膜，是最佳的诊治方法。

4.治疗

(1)若输尿管瓣膜致患肾基本无功能，可行肾、输尿管切除术。

(2)若肾脏功能较好或双侧肾功能均较差者，则尽可能切除瓣膜保留患肾，手术方法有单纯瓣膜切除、病变段输尿管切除断端斜行吻合和经输尿管镜瓣膜切除。术中应放置输尿管支架管，利于输尿管尿路上皮生长，防止吻合口粘连和再次出现狭窄，并能维持尿液引流通畅。

对于输尿管环形瓣膜、多发瓣膜及局部管腔狭小者，若单纯行开放或输尿管镜下瓣膜切除，管壁和黏膜会出现大片环形缺损，局部血运易受破坏，易发生输尿管穿孔甚至断裂、尿外渗等并发症，且术后易引发输尿管瘢痕狭窄，故这类患者不应首选经输尿管镜瓣膜切除，应行病变段输尿管切除断端斜行吻合术。

(三)输尿管口膨出

输尿管口膨出又称为输尿管口囊肿，是指输尿管末端向膀胱内呈囊性扩张。膨出外层为膀胱黏膜，内层为输尿管黏膜，中间为残缺不全的肌肉和胶原纤维。膨出大小不一，小者 1～2 cm，大者可几乎占满整个膀胱。

此病的原因目前尚不十分清楚。输尿管口膨出约 80% 来自重复肾输尿管的上输尿管，女性多于男性，可发生于单一输尿管，也可双侧同时发生。

Ericsson 将输尿管口膨出分为：①单纯型，又称原位型输尿管口膨出，多见于成人及男性，膨出一般较小，常无症状，故不易发现；②异位型，在女性多见，膨出一般较大，但开口小，多位于膀胱基底部，近膀胱颈部或尿道内，甚至脱出尿道，因而造成尿路梗阻。

1.临床表现

(1)排尿困难：输尿管口膨出位置异常时，常可阻塞尿道内口而出现排尿费力、排尿中断。女性患者在用力排尿时可有淡红色包块从尿道外口脱出，呈球形，大小不一，安静后多能自行复位，偶尔可发生嵌顿，引起急性尿潴留。

(2)尿路感染：主要表现为尿频、尿急和尿痛等膀胱刺激征，有时可有反复发热及脓尿。感染与尿液引流不畅及反复膀胱黏膜脱出有关。

(3)上尿路梗阻症状：长期梗阻可导致肾积水及输尿管扩张，患者可有腰部隐痛，有时可因腹部肿物就诊。合并结石时可出现血尿及腰腹部疼痛。

2.诊断

本病多见于儿童,尤以女孩多见。大多数患者临床表现无特异性,诊断主要依靠影像学检查和膀胱镜检查来明确。

(1)B超检查:可发现1 cm以上的输尿管膨出。

(2)静脉尿路造影:单纯性输尿管口膨出时,若肾功能良好,输尿管连同膨出呈蛇头状伸入膀胱;若来自功能不良的重复肾上部时,显示为膀胱内有一球形充盈缺损。

(3)膀胱造影:可补充静脉尿路造影的不足,还可显示有无输尿管反流。

(4)膀胱镜检:膨出较小时可看到膨出全貌,有时可看到膨出随喷尿而增大;膨出较大时难以看到膨出全貌,仅可看到大片有血管分布的膨出壁。

3.治疗

应根据输尿管膨出的大小、有无合并其他泌尿系统统畸形及相应肾脏的功能制订个体化的治疗方案。治疗原则是解除梗阻、防止反流及处理并发症。

(1)保守治疗:若膨出较小,无临床症状,无明显肾积水,一般不需治疗。

(2)膀胱镜下输尿管口膨出的微创手术,适用于以下情况:①出现相应临床症状或对应肾脏积水,对应肾功能良好者;②严重尿路感染,药物未能控制,一般情况较差患者,可先行开窗引流术以控制和缓解症状,2~3个月后根据膀胱尿道造影及相关影像学检查结果决定下一步治疗。

常用的手术方式:①经尿道囊肿切开术,采用针式电极将囊肿从管口处切开直到囊肿根部,使引流通畅;②囊肿低位开窗去顶术,采用环状电极切除远侧低位的部分囊肿壁,在囊肿表面开一圆窗,其大小以引流通畅为度,使剩余的近侧囊肿成一活瓣样结构,以防止膀胱输尿管反流。

(3)上半肾及上肾大部分输尿管切除术:适用于重复肾输尿管畸形合并上肾段输尿管口膨出,已发生严重输尿管扩张,上肾部功能丧失者。

(4)输尿管口膨出部切除、输尿管膀胱吻合术:适用于重复肾、上肾部功能良好者。

患者术后每3个月常规复查尿常规、B超及膀胱造影,1年后每年复查1次,以了解输尿管口膨出是否缩小,有无膀胱输尿管反流等。

五、原发性巨输尿管

原发性巨输尿管又称先天性巨输尿管,是一种较为少见的输尿管畸形,其主要特点是全程输尿管扩张,但无机械梗阻和反流性病变。

(一)病因

病因目前尚未完全阐明。目前存在多种解释:①近膀胱 0.5~4 cm 节段的输尿管缺乏蠕动而不能使尿液以正常速度排入膀胱;②末端输尿管壁内纵肌缺乏(环肌正常),因而造成功能性梗阻;③末段输尿管肌层和神经均是正常的,当肌层内存在异常的胶原纤维干扰了融合细胞层排列,阻碍了蠕动波传送而产生功能性梗阻。

(二)临床表现

1.尿路感染

反复出现尿频、尿急、尿痛、脓尿,有时可合并血尿,重者可有全身中毒症状,如高热等。

2.腰腹部疼痛

患者可有反复的腹部疼痛,尤其是合并感染时。

3.腹部包块

有时在腹部一侧可触及长条状囊性包块。

4.肾功能受损

小儿病例肾脏损害较重,故症状较明显。

5.其他

部分患者可出现消化道症状,如恶心、呕吐、食欲缺乏等,患者常发育迟缓。

(三)诊断

对有以上临床表现的患者,通过进一步的影像学检查,多不难诊断。诊断为原发性巨输尿管必须包括以下 3 点:①输尿管有不同程度的扩张;②无器质性输尿管梗阻;③无膀胱输尿管反流。临床常用的检查方法有以下 5 种。

1.B超检查

B超可显示扩张的输尿管,同时可了解双肾及膀胱的情况。

2.静脉尿路造影

静脉尿路造影可见病变侧巨大输尿管,未见扭转,输尿管排空时间延长,但肾积水症状较轻。

3.排泄性膀胱尿道造影

排泄性膀胱尿道造影可显示膀胱外形正常,无膀胱输尿管反流。

4.逆行造影

逆行造影显示全程输尿管扩张,但无梗阻性病变。

5.磁共振尿路成像

磁共振尿路成像可显示输尿管增粗扭曲的情况和肾积水,并可了解肾脏皮质的厚度。适合婴幼儿、严重肾功能不良及碘过敏患者。

本病需和继发性梗阻性巨输尿管和反流性巨输尿管相鉴别。

(四)治疗

原发性巨输尿管的治疗,目前存在较多分歧,特别是在小儿,近10多年来保守治疗的趋势增加。

1.保守治疗

对于症状不重,扩张较轻者,可采取保守治疗,定期复查,严密观察病情变化。

2.输尿管膀胱移植术

将有梗阻作用的末段输尿管切除,做抗反流的输尿管膀胱移植术,对于过大的输尿管应做裁剪和折叠。若患者肾功能差、合并感染、全身状况差,可先行肾穿刺造瘘,待肾功能恢复、全身情况好转后可行输尿管再植。手术指征:临床症状反复发作,有肾积水、肾功能不全或输尿管扩张逐渐加重的情况。术前常规尿培养检查,根据药敏选择用药。先天性巨输尿管症的患者只要肾功能没有丧失,无反复尿路感染,一般手术治疗效果良好。

六、其他输尿管畸形

(一)膀胱输尿管反流

正常情况下,尿液只能自输尿管进入膀胱,不能自膀胱反流进入输尿管,如某些原因影响了膀胱输尿管连接部的生理功能,导致这种瓣膜作用受损,将产生膀胱输尿管反流。

膀胱输尿管反流在正常儿童中发病率为1%～18.5%,而在有尿路感染的婴儿中反流的发生率高达70%,膀胱输尿管反流也常在出生前即被诊断肾积水的患者中发现。

1.病因

膀胱输尿管反流的原因主要是黏膜下端输尿管纵行肌纤维有缺陷,致使输尿管口外移,黏膜下输尿管缩短,从而失去抗反流的能力。输尿管口形态异常、输尿管旁憩室、输尿管开口于膀胱憩室内、异位输尿管口、膀胱功能紊乱等也可导致膀胱输尿管反流。

(1)反流的影响。①肾小球和肾小管功能:反流对肾功能的影响与尿路不全性梗阻对肾脏的影响相似。反流时上尿路内压升高,远端肾单位首先受损,因此肾小管的损伤早于肾小球。无菌反流影响肾脏的浓缩功能,在反流消失后可改善。但损伤及肾实质后可影响肾小球的功能,并且肾小球的损伤与肾实质的损伤成正比。②高血压:反流可能是儿童及青壮年严重高血压的常见原因,北美儿童肾移植协作组1996年度报道,在儿童高血压患者中20%的病因为膀胱输尿管反流继发的反流性肾病。高血压的发生与肾素有关。肾脏瘢痕越少,发生高血压的危险性越小,在肾脏已形成瘢痕时,解除反流不能降低血压。③肾脏不生长:Ibsen等发现长期反流的患者肾脏不生长,反流影响肾脏生长发育的因素有以下几种,与反流相关的先天性畸形、尿路感染,以及由其所造成的肾病,对侧肾功能及代偿性增生所致的并发症,以及在患肾中的反流程度。④肾功能降低和肾衰竭:肾衰竭不是膀胱输尿管反流的常见并发症,主要发生在双侧肾瘢痕伴高血压的患者。

(2)反流的分级:在过去的30年曾提出了几套膀胱输尿管反流分级方案,但目前得到公众认可的为国际反流研究委员会提出的分类法,根据排尿期泌尿系统造影下输尿管及肾盏的影像学形态改变将原发性膀胱输尿管反流分为5度(图5-1)。

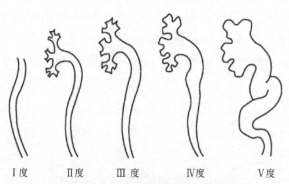

Ⅰ度 Ⅱ度 Ⅲ度 Ⅳ度 Ⅴ度

图 5-1 国际膀胱输尿管反流分类

Ⅰ度:存在反流,反流达输尿管。

Ⅱ度:反流至肾盂、肾盏,但无扩张。

Ⅲ度:输尿管有轻度扩张或弯曲,肾盂轻度扩张和穹隆轻度变钝。

Ⅳ度:输尿管有中度扩张或弯曲,肾盂肾脏中度扩张,但多数肾盏仍维持乳头状形态。

Ⅴ度:输尿管有严重扩张或迂曲,肾盂肾盏严重扩张,多数肾盏失去乳头形态。

2.临床表现

(1)反复尿路感染:膀胱输尿管反流的患者常有尿路感染症状,表现为尿频、尿急、尿痛,可伴发热、脓臭尿等。

(2)腰腹部疼痛:肾盂肾炎常可导致腹部不确定性疼痛,部分患者在膀胱充盈或用力排尿时感觉腰肋部胀痛。

(3)其他症状:患者可有恶心、呕吐、厌食等消化系统症状,部分患者可有生长缓慢、嗜睡、高血压等症状,少数患者出现肾功能不全相关症状。

3.诊断

患者反复出现尿路感染,特别是合并高血压、肾功能受损时应考虑该病可能,诊断主要靠排尿期泌尿系统造影。临床常用的辅助检查如下。

(1)实验室检查:感染时,尿常规检查常显示白细胞计数明显增多,对于尿路感染特别是伴发高热的患者应做中段尿细菌培养及药敏试验,肾功能受损时,血肌酐和尿素氮增高,酚红试验示酚红分泌总量显著下降。

(2)超声检查:可以提示肾脏的总体大小,有无瘢痕的存在,以及对侧肾脏、输尿管的异常。彩超下可以发现尿液通过膀胱输尿管连接处呈喷水样改变。其可作为怀疑有膀胱输尿管反流时的首选检查,及膀胱输尿管反流患者的复查项目。

(3)静脉尿路造影:可显示肾脏形态,估计肾脏的功能和肾脏的生长情况。肾盏变钝和输尿管扩张可能是膀胱输尿管反流的表现。

(4)排尿期泌尿系统造影:在荧光屏监视下的排尿期尿道、膀胱及输尿管造影,可确定诊断及反流分级。

(5)膀胱镜检查:在诊断反流中的作用有限,主要用于了解输尿管口的形态、位置、膀胱黏膜下输尿管的长度、输尿管口旁憩室、输尿管口是否开口于膀胱憩室内或异位输尿管口等。

本病尚需和可引起上尿路积水的输尿管肿瘤、输尿管狭窄、输尿管结石等疾病相鉴别,但这些病各有自己的特殊的临床表现或影像学表现或细胞学表现,应和输尿管反流相鉴别。

4.治疗

根据反流程度、尿路感染是否易于控制以及患者年龄来决定行保守治疗还是手术治疗。

(1)保守治疗:原发性反流的儿童有较大可能自愈而不需手术,对于尿路造影示上尿路正常和膀胱镜检查示膀胱输尿管交界基本正常,膀胱造影剂显示有暂时或仅在高压时反流的患者,可行保守治疗。

保守治疗宜根据尿培养结果选用抗菌谱广、尿内浓度高、肾毒性小、对体内正常菌群影响小的抗菌药,感染控制后,使用最小剂量以预防感染。可多次及定时排尿,减少膀胱内尿量,可使反流至输尿管和肾盂的尿液减少,排尿时肾盂内压力减轻。对于女婴如有明显上尿路扩张可留置导尿管,目的是使扩张的输尿管、肾盂缩小,保护肾功能。

每个月 1 次尿常规检查后,3 个月 1 次尿细菌培养检查,如保持阴性则是预后良好的指征,可每 4～6 个月行膀胱造影检查 1 次。

(2)手术治疗:常用的为输尿管膀胱成形术,以下为手术指征。①反流程度达到Ⅳ度以上者;②Ⅲ度以上的反流经一段时间非手术治疗无效,程度加重者;③反流与输尿管膀胱连接处畸形有关,如输尿管呈洞穴状、输尿管旁囊性病变、输尿管开口于膀胱憩室内;④经长期药物治疗而感染不能控制者,或无法坚持保守治疗者。抗膀胱反流手术可经膀胱内或膀胱外,术前应常规做尿培养及药物敏感试验,并使用有效抗生素 1～2 周。

其他手术:①单侧反流且同侧肾已严重损害,对侧肾脏正常时可行肾切除;②重复肾半肾已无功能者,可行半肾及输尿管切除;③单侧反流时可将反流的输尿管下端与正常侧输尿管吻合。

(二)输尿管扭转

输尿管扭转发病极为罕见,Compbell 在 12 080 例的儿童尸检中仅发现 2 例输尿管扭转,他把这种畸形的原因归于输尿管没有伴随肾脏旋转。但这种解释过于简单,因为有实例显示输尿管扭转多在 1 圈以上。输尿管扭转常继发梗阻及肾积水。

(三)输尿管憩室

输尿管憩室是输尿管壁局部突出形成的囊腔,憩室有一小开口和输尿管相通。先天性输尿管憩室少见,可发生在输尿管的任何部位,但多发生在输尿管膀胱连接部附近。

1.临床表现

本病一般无特殊症状,部分患者可表现为腹痛、肾绞痛和肾区可触及的囊性包块。

2.诊断

本病在临床上主要症状为腰痛和尿路感染,无特异性,但在尿路造影中有其特有征象,因此,诊断多无困难。

排泄性尿路造影在肾功能正常时,可显示输尿管有一突出的囊腔。若憩室巨大,伴肾功能不佳,可行逆行造影。超声、CT 及 MRI 检查有助于确诊。

临床上亦应注意和输尿管囊肿、输尿管肿瘤、膀胱憩室相鉴别,但这些疾病有自己的临床特征和影像学表现,因此,通过尿路造影和其他辅助检查,应不难鉴别。

3.治疗

对于无明显上尿路梗阻,症状较轻者可保守治疗,选用敏感抗生素控制感染,不需手术。大的憩室应做手术切除而不必切除肾脏,但若肾脏有反复发作性严重感染应一并切除。

第六章

泌尿生殖系统结核

第一节　泌尿系统结核

泌尿系统结核是全身结核病的一部分,泌尿系统中其他器官的结核发生多数起源于肾脏,输尿管和膀胱结核是肾结核的次发病变,因而泌尿系统结核是一个整体。肾结核绝大多数起源于肺结核,少数继发于骨关节结核或消化道结核。肾结核是由结核分枝杆菌引起的缓慢性、进行性、破坏性病变。肾结核的临床表现取决于肾脏病变的范围以及输尿管、膀胱继发结核的严重程度。结核分枝杆菌自原发感染灶经血行播散引起肾结核,早期结核病变局限在肾皮质时,尿液检查可发现结核分枝杆菌,并不引起症状,多数可自行愈合,若患者免疫力较强,以后可完全愈合,不发展成临床肾结核。如未及时治疗,结核分枝杆菌随尿液下行,播散至输尿管、膀胱、尿道致病,还可以通过前列腺导管、射精管进入男性生殖系统,引起男性生殖系统结核。而男性生殖系统结核也可以经血行直接播散引起结核。泌尿系统结核病往往在肺结核发生或愈合后 3～10 年甚至更长时间才会出现症状。其也常在一些消耗性疾病、创伤、皮质激素使用、免疫抑制性疾病、糖尿病、艾滋病等患者中出现。

一、病理

结核分枝杆菌经血行感染进入肾,在双侧肾皮质的肾小球周围毛细血管丛内形成多发性微小结核病灶。由于此处血液循环丰富,修复力较强,如患者免疫状况良好,感染细菌的数量少时,这种早期的微小结核病变可以全部自行愈合,临床上一般不出现症状,称为病理肾结核。但此期肾结核可以在尿液检查中查到结核分枝杆菌。如果患者免疫能力低下,细菌数量大,肾皮质内的病灶不愈合逐渐扩大,结核分枝杆菌经肾小管达到髓质的肾小管袢处。由于此处血流缓慢、血液循环较差,易发展为肾髓质结核。病变在肾髓质继续发展穿破肾乳头到达肾盏、肾盂,进而发生结核性肾盂肾炎,就会出现临床症状及影像学改变,称为临床肾结核。绝大多数为单侧病变。

(一)肾结核

肾结核其发生是一个渐进性过程,早期病变主要是肾皮质内多发性结核结节,病变局限于双侧的肾皮质。肾结核是由淋巴细胞、浆细胞、巨噬细胞和上皮样细胞组成的结核性肉芽肿,中央常为干酪样物质,边缘为纤维组织增生。虽然尿检已呈酸性,有镜下血尿,尿中偶能找到结核分枝杆菌,但尚无临床表现,这种早期肾结核又称为病理型肾结核。病理型肾结核约80%累及双肾,但大多数病例能自行愈合,病灶被纤维化或钙化取代。肾脏出现的病理性修复反应为纤维化和钙化。

1.纤维化

纤维化造成肾内动脉狭窄、内膜增厚,致使肾皮质缺血、萎缩。纤维瘢痕也可包裹干酪样物质,形成结核瘤,但这种情况是比较少见的。肾盂和肾盏纤维化时,其管壁增厚、挛缩,会造成肾盏颈或肾盂输尿管连接处产生瘢痕性狭窄,致使尿流不畅,肾盂和肾盏内压增高,从而加重肾实质破坏。

2.钙化

钙化多发在脓肿表面,其内部仍含有大量结核分枝杆菌,此时化疗难以奏效。因此,肾结核钙化部分会逐渐增大,往往被视为手术治疗指征。病变晚期的肾脏常因肾实质破坏和瘢痕收缩而萎缩,表面高低不平,肾功能大部分甚至完全丧失。随着病变发展,病灶浸润逐渐扩大,侵入肾髓质后病变不能自愈,结核结节彼此融合,形成干酪样脓肿,从肾乳头处破入肾盂和肾盏形成空洞性溃疡,逐渐扩大蔓延累及全肾。

此时,患者开始出现临床症状,称之为临床型肾结核。肾盏颈或肾盂出口因纤维化发生狭窄,可形成局限的闭合脓肿或结核性脓肾。结核钙化是肾结核常见的病理改变,为散在的钙化斑块,也可为弥漫的全肾钙化。但少数患者全肾广泛钙化时,其内混有干酪样脓肿,肾功能则完全丧失,输尿管常完全闭塞,含有结核分枝杆菌的尿液不能流入膀胱,膀胱继发性结核病变逐渐好转和愈合,膀胱刺激症状也逐渐缓解甚至消失,尿检开始趋于正常,这种情况称之为"自行肾切除"或"肾自截"。但病灶内仍存有大量活的结核分枝杆菌,仍可作为病原复发,不能因症状不明显而予以忽视。从病理型肾结核发展为临床型肾结核的病程很长,约70%的病例超过5年,甚至长达20年,故儿童泌尿系统结核比较少见。临床型肾结核 90%为单侧,左右侧发病率无明显区别,但对侧可能存在病理型肾结核。

(二)输尿管结核

输尿管结核常表现为黏膜、黏膜下层结核结节、溃疡、肉芽肿和纤维化,病变由黏膜层开始,先形成结核结节,继而相互融合形成溃疡,逐步破坏管壁全层,一般是多发性的。肌层则由肉芽和纤维组织替代,最终导致输尿管壁增厚、变硬,随之输尿管缩短、狭窄,管壁纤维化增粗变硬,管腔呈节段性狭窄,收缩功能下降,致使尿流下行受阻,引起肾积水,加速肾结核病变发展,甚至发展成为结核性脓肾,肾功能则完全丧失。输尿管狭窄最常见于输尿管下段,尤其是输尿管和膀胱连接处;其次是上段;肾盂和输尿管连接处及中段比较少见;有时会累及全程输尿管。输尿管狭窄是结核病肾脏丧失功能的主要原因,比例高达 93.7%。

(三)膀胱结核

膀胱结核病变最先从患侧输尿管口附近开始,逐渐扩散至膀胱的其他处。最初表现为局部膀胱黏膜充血、水肿等一般炎性反应,并有水疱样改变,黏膜下常形成散在的结核结节。病情进一步发展结核结节可相互融合形成溃疡、肉芽肿和纤维化,晚期病变深达肌层,致使逼尿肌纤维化而失去伸缩功能。输尿管口周围肌肉纤维化则导致输尿管口狭窄和(或)关闭不全。结核性溃疡较少见,但可以累及全膀胱。若整个膀胱受累,病变愈合致使膀胱壁广泛纤维化和瘢痕收缩,使膀胱壁失去伸张能力,膀胱容量明显减少,称为膀胱挛缩。膀胱结核病变及膀胱挛缩常会导致对侧肾积水,这是由于健侧输尿管口狭窄或闭合不全,形成洞穴样输尿管管口,膀胱容量减少造成膀胱内压增高,使得对侧肾盂尿液梗阻或膀胱尿液反流,造成上尿路的尿液排出受阻。膀胱结核性溃疡向深层侵及,如向外穿透可形成膀胱阴道瘘或膀胱直肠瘘。

(四)尿道结核

尿道结核非常罕见。其主要发生于男性,常为前列腺、精囊结核直接蔓延到后尿道形成空洞破坏后尿道所致,少数由膀胱结核蔓延引起。结核分枝杆菌多来自肾脏;也可由生殖系统结核播散而来;极少由尿道口直接从外界感染。其病理改变主要是结核性溃疡,后期可因纤维化导致尿道狭窄,引起排尿困难,加剧肾功能损害。

总之,泌尿系统结核的病理特点是组织的破坏与修复混合存在。机体抵抗力弱而结核分枝杆菌量大、毒力强时,病理改变以破坏为主,形成溃疡和脓肿;抵抗力增强或使用抗结核药后,则修复反应较为明显,表现为纤维化和钙化。这种修复是病理性修复,有时会不够彻底,进而可能导致一系列负面效应,使得病情进一步加重。

二、临床表现

肺部感染结核后到泌尿生殖系统出现临床症状期间的潜伏期很长,平均为22年。肾结核常发生于20～40岁的青壮年,男性较多见。儿童和老人发病较少,儿童发病多在10岁以上,婴幼儿罕见。肾结核约90%为单侧性。病变发展至临床型肾结核后,大约20%的患者仍无症状,70%以上的患者仅表现为泌尿系统症状。肾结核症状一般取决于肾病变范围及输尿管、膀胱继发结核病变的严重程度。早期常无明显症状,只是尿液检查有少量红细胞、白细胞及蛋白,呈酸性,尿中可能发现结核分枝杆菌,泌尿系统造影及其他检查并无异常。随着病情的发展,可出现下列典型的临床表现。

(一)尿频

无痛性尿频是泌尿系统结核最为突出的症状,出现最早,持续时间最长。尿频、尿急、尿痛是肾结核的典型症状之一。尿频往往最早出现,常是患者就诊时的主诉。初期表现为夜尿增多,排尿时尿道伴有灼热感或疼痛,有的排尿之后仍有尿不净的感觉,以后逐渐转变为全天性,呈进行性加重,对普通抗生素治疗无效。尿频最初是由上尿路含有结核分枝杆菌的脓肿和坏死物质的尿液刺激膀胱黏膜所致,以后当结核病变侵及膀胱壁时,则是膀胱自身结核病变引起。病变广泛或合并非特异性感染时,尿频加剧,亦可伴有尿急、尿痛和耻骨上区痛,表现为典型的膀胱刺激症状。若输尿管完全闭塞造成"肾自截",上述症状可好转乃至消失。晚期出现膀胱挛缩时尿频最为严重,因膀胱容量仅为数十毫升,患者每天排尿可达数十次至百余次,甚至出现急迫性尿失禁。

(二)脓尿

脓尿是肾结核的常见症状,由于其他症状更为明显,极少患者仅因脓尿而就诊,肉眼脓尿者尿液混浊并伴有絮状物,呈淘米水样,乃肾脏或膀胱病变组织排出干酪样碎屑或絮状物坏死物质所致。镜下脓尿可多见大量脓细胞,每高倍显微镜下脓细胞数常在20个以上。但近20%的患者尿检中查不到白细胞。也可以出现脓血尿或脓尿中混有血丝。结核性脓尿的特点是尿中虽有脓细胞,亦可内含结核分枝杆菌,但普通细菌培养结果为阴性,即所谓"无菌性脓尿"。

(三)血尿

血尿是肾结核的重要症状,常为终末血尿。肾结核的血尿常在尿频、尿急、尿痛症状发生以后出现,但也有以血尿为初发症状者。血尿发生率为 50%~60%。血尿来源可为肾脏,但多数是因膀胱收缩时结核溃疡出血所致,表现为终末血尿。病理型肾结核时即有镜下血尿。肉眼血尿约占 10%,一般为晚期症状,但也可以是首发甚至唯一的症状。少数肾结核因病变侵及血管,也可以出现全程肉眼血尿;出血严重时,血块通过输尿管可引起肾绞痛,但较少见。血尿程度时轻时重,但少有大出血。

(四)腰痛

肾结核虽然主要病变在肾,但一般无明显腰痛,所以较少出现。其原因:①血块或脱落的钙化片、干酪样物质堵塞输尿管时,可引起腰部钝痛或绞痛;②肾脏病变破坏严重和梗阻,累及肾包膜或并发严重肾积水;③发生结核性脓肾或继发肾周感染,继发普通细菌感染。此外,合并对侧肾积水时可引起对侧腰痛。较大肾积脓或对侧巨大肾积水时,腰部可触及肿块。

(五)全身症状

肾结核患者的全身症状一般不明显。少数患者可能出现以下症状:①晚期肾结核或合并其他器官活动结核时,可出现全身性结核毒性症状,表现为发热、消瘦、乏力、贫血、盗汗、食欲差和血沉快等典型结核症状等。偶可发生 40 ℃ 以上的严重高热,常易被误诊为普通尿路感染,需用试验性治疗加以鉴别:结核性高热用普通抗生素治疗无效,而用抗结核药物后,高热在 2~3 天内便可逐渐下降。②严重双肾结核或肾结核对侧肾积水时,终末期慢性肾衰竭,约占 5%,表现为水肿、贫血、恶心、呕吐、少尿等慢性肾功能不全的症状,甚至突然发生无尿的症状。③高血压,患肾血供减少,肾素分泌增多所致。

(六)局部体征

少数患者可被触及肾脏肿大。若肾动脉或其分支发生破坏性改变者,有时可在肾区闻及血管性杂音。可发现输精管增粗且呈结节样改变、附睾或前列腺肿大和变硬等体征。这些生殖系统结核的体征是间接提示泌尿系统结核的有力佐证。

三、辅助检查

(一)实验室检查

1.尿液检查

(1)常规检查:尿液呈酸性反应,尿蛋白呈阳性,多见脓细胞和红细胞。

(2)普通细菌培养:一般为阴性,但应注意,至少 20% 的结核患者及 50% 女性结核患者中可检出病原体,得出结论为阴性结果并不能排除泌尿系统结核。

2.尿结核分枝杆菌检查

尿结核分枝杆菌检查是早期诊断泌尿系统结核的重要方法。

(1)涂片找抗酸杆菌:因为病灶中的结核分枝杆菌是间歇性地排进尿中,故应每天收集 24 小时尿来检验尿沉渣,至少连做 3 次。该法操作简便,但为防止与其他抗酸杆菌相混淆,采集尿液标本时应清洗阴茎头,尽量避免污染。

(2)尿结核菌培养:特异性较高,是诊断结核分枝杆菌的金标准,但所需时间达 4～6 周。为提高检出率,结核分枝杆菌培养也应至少做 3 次,每次均取晨尿。若培养结果为阳性,同时应做抗结核药物敏感试验。

(3)聚合酶链反应:即使细菌很少也可检出,所需时间为 24～48 小时。目前已成为检测尿液结核菌的补充手段,并且很有可能会取代传统的结核菌鉴定方法。

3.血液检查

大多数病例血常规正常,病情严重时白细胞计数可升高。部分患者血沉增快,是结核病变在活动的表现。血沉也是对活动性结核疗效评估和随访的良好标志,化疗期间每月复查 1 次。双侧肾结核或一侧肾结核伴对侧重度肾积水患者可有肾功能及贫血指标改变。

(二)影像学检查

1.X 线片检查

X 线片主要包括尿路平片和胸片。尿路平片可能见到病肾局灶或斑点状钙化影或全肾广泛钙化,但尿路平片上可能存在患侧肾轮廓模糊、腰大肌阴影消失等现象。有时会被误诊为肾结石。这两者区别是结核性钙化斑位于肾实质部位;而结石性钙化斑位于肾集尿系统。自截肾常表现为肾区弥漫性钙化,但输尿管和膀胱钙化少见。疑似泌尿系统结核者还应常规拍拍胸和脊柱片,以寻找潜在的肾外结核病灶。

2.B 超检查

B 超检查操作简单易行,对于中晚期病例可初步确诊病变部位,常显示为病肾结构紊乱,有钙化则显示强回声,超声也较容易发现对侧肾积水及膀胱有无挛缩。

3.尿路造影

静脉尿路造影可以了解分侧肾功能、病变程度与范围,对肾结核治疗方案的选择必不可少。尿路造影是诊断泌尿系统结核的标准方法,静脉尿路造影虽有被 CT 取代趋势,但至今仍在广泛应用。

4.CT 检查

CT 侧重于肾实质检查,而静脉尿路造影侧重于集尿系统的检查。对早期泌尿系统结核,CT 检查可无明显改变。但至病变后期,其诊断价值则高于静脉尿路造影。在双肾结核或肾结核对侧肾积水,静脉尿路造影显影不良时,CT、MRI 检查有助于确定诊断。

(三)膀胱镜检查

在病变不同阶段可见膀胱黏膜充血、水肿、浅黄色结核结节、结核性溃疡、肉芽肿及瘢痕等改变,以患侧输尿管开口周围及膀胱三角区较为明显。结核性肉芽肿易误诊为肿瘤,必要时取活组织检查明确诊断。

四、诊断要点

泌尿系统结核,尤其在早期往往缺乏典型的临床表现和特异性的检查手段,是最易误诊的泌尿外科疾病之一。因此,诊断的关键在于意识到本病的可能。以下几种情况是提示泌尿系统结核的重要线索:慢性尿路感染抗生素长期治疗无效,并伴有进行性加重;青壮年反复出现无痛性夜间尿频或原因不明的血尿,尿培养无细菌生长;有结核病接触史,或有肺、生殖系统结核证据。附睾有硬结或伴阴囊慢性窦道者,应考虑有肾结核的可能。

五、治疗原则

泌尿系统结核的治疗包括抗结核化疗和手术治疗。因结核病是全身性疾病,所以运用抗结核化疗是泌尿和男性生殖系统结核的基本治疗手段,而手术治疗只是辅助手段,并且必须在化疗的基础上方能进行。

(一)抗结核化疗

结核感染的潜伏状态和对抗生素的抵抗性均与结核分枝杆菌的增长速度慢有关。因为抗生素一般只在细菌的分裂期发挥作用,所以抗结核化疗的周期一般会较长。为减少药物的不良反应、提高患者的依从性,目前大多数采用 6 个月的短程疗法。这种标准化治疗方法是由一线抗结核药物组合而成。常用的抗结核药物有异烟肼(H)、利福平(R)、吡嗪酰胺(Z)、乙胺丁醇(E)。除 E 为抑菌药以外,其余都是杀菌药。药物治疗结核病时应用单一药物的复发率是 80%,2 种药物联合应用的复发率是 25%,3 种药物联合应用的复发率仅是 10%。国际防结核和肺病联合会推荐短程三联化疗方案:2HRZ/4HR,式中的 2 是指初期的 2 个月,为强化阶段,每天口服药物有异烟肼、利福平和吡嗪酰胺;式中的 4 是指后期的 4 个月,为巩固阶段,每天口服药物有异烟肼和利福平。对复发性结核,巩固阶段应为 6 个月。少数病情严重者可适当延长巩固阶段。

(二)手术治疗

50％以上的泌尿生殖系统结核患者需手术治疗。患者确诊时若无明显症状、肾脏损害较小,就不需要手术。凡药物治疗 6~9 个月无效,肾结核破坏严重者,应在药物治疗的配合下行手术治疗。

1.肾切除术

肾切除术前抗结核治疗不应少于 2 周。术中应尽量低位切除输尿管。术后通常不置引流,以减少窦道形成的机会。近年来已开展腹腔镜下结核肾切除术,取得较好的效果。

2.肾部分切除术

现代抗结核化疗对肾脏局限性结核相当有效,肾部分切除术已不常使用,目前只用于有钙化灶的病例。术后每年随访 1 次,至少连续 10 年。

3.病灶清除术

病灶清除术适用于与集尿系统不相通的肾内局限性结核性脓肿。在超声或 X 线引导下经皮肾穿刺吸出内容物,留置导管 1~2 周,每天向脓腔内灌注抗结核药物。这是一种补充化疗的姑息性手术,一般治疗效果良好。术后每半年随访 1 次,至少连续 5 年。

4.成形手术

(1)输尿管狭窄的手术:病变致使管腔狭窄引起肾积水,如肾结核病变较轻,功能尚且良好,狭窄较局限,狭窄位于中上段者,可以切除狭窄段,给予行输尿管对端吻合术。狭窄靠近膀胱者,则需施行狭窄段切除、输尿管膀胱吻合术,再放置双"J"形输尿管支架引流管,术后 1~2 个月拔除。输尿管狭窄最常见于输尿管下段,长度多在 5 cm 以下。部分狭窄是由水肿引起,先在确实有效的化疗下试用 3 周激素疗法。6 周以后复查静脉尿路造影,若狭窄无变化或加重,可行扩张或内镜切开,亦可采用输尿管膀胱再植术。

(2)膀胱挛缩的手术:肾结核并发膀胱挛缩,膀胱挛缩是膀胱结核的晚期并发症。及早行膀胱扩大术可迅速改善症状和肾功能。尿失禁和尿道狭窄的患者不宜施行此项手术。一般用于扩大膀胱的材料有盲肠或结肠等。

(3)尿流改道术:使尿液从非正常尿道排出体外的手术称为尿流改道术。其手术指征:①上尿路积水导致肾功能不全时,应先引流尿液以挽救肾功能;②输尿管狭窄段过长,无法进行重建术;③尿失禁严重影响生活,且药物治疗无效;

④膀胱以下尿路严重梗阻者。手术种类有肾造口术、输尿管皮肤造口术、回肠膀胱术、原位新膀胱术等。

第二节　男性生殖系统结核

男性生殖系统结核大多数继发于肾结核，一般来自后尿道感染，少数由其他部位结核灶的血行直接播散感染所致。泌尿系统结核 50%～75% 合并有男性生殖系统结核。首先在前列腺、精囊中引发病变，以后再经输精管蔓延到附睾和睾丸。单纯的前列腺、精囊结核，因其部位隐蔽，临床症状常不明显，不易发现。附睾结核临床症状较明显，容易被患者和临床医师发现。附睾、前列腺和精囊结核亦常同时存在。

一、附睾结核

(一)病理

附睾结核主要病理改变是肉芽肿、干酪样变和纤维化，极少见钙化。附睾结核一般从附睾尾部开始，此处血供丰富，结核菌易在此停留。附睾结核病变依次向体、头部扩展，最终破坏整个附睾。附睾结核也可形成寒性脓肿，有时脓肿向阴囊皮肤破溃，形成窦道。由于血-睾屏障阻止结核分枝杆菌的血供传播，所以睾丸结核几乎全部继发于附睾结核，病变从与附睾连接处开始，逐渐破坏睾丸组织。输精管受累后亦可出现肉芽肿和纤维化等改变，管腔可因破坏而闭塞。

(二)临床表现

附睾结核是临床上最常见的男性生殖系统结核，多数为单侧，比例占 66%，双侧发病者可致不育症。病变大多从尾部开始，起病较缓慢，表现为肿大、变硬，逐渐向体、头部扩展。肿块一般无痛或微痛，患者会在无意中发现。偶有急性发病者，骤发高热、阴囊迅速肿大疼痛，待症状消退后，留下硬结或与皮肤粘连。病变进一步发展可侵犯睾丸，使得睾丸肿大，有时可合并少量睾丸鞘膜积液。侵及输精管时，输精管增粗，并呈无痛性结节状或串珠样病变。严重者见经久不愈的阴囊窦道，从中不断排出脓性物质。双侧附睾结核可致不育。

(三)诊断要点

发现上述症状及体征时，如按非特异性感染治疗效果不明显，应考虑到结核的可能性较大。少数发病突然，局部疼痛明显，阴囊皮肤红肿，急性症状消退后转为慢性。B超检查有助于明确肿块的来源和性质。附睾结核较少单独出现，大多合并肾脏、前列腺结核，因而需做相关检查。如若发现这些部位同时存在结核，诊断可基本确定。

(四)治疗原则

诊断确立后，患者应接受标准抗结核化疗。化疗方案和注意事项与泌尿系统结核相同。大多数附睾结核可经保守治疗而治愈。附睾切除术的指征：①形成脓肿或窦道，并且化疗无效；②肿块无变化或逐渐增大，无法排除肿瘤的可能性。睾丸受侵犯时，可将病变部分一并切除，应尽量保留正常睾丸组织。输精管应高位切断，因附睾结核较少经生殖道播散，对侧正常输精管可不予结扎。

二、前列腺结核和精囊结核

(一)病理

前列腺结核和精囊结核病变早期位于前列腺和精囊的血管或射精管附近，再向其附近的其他部位扩展。病理改变与其他器官结核类似，但纤维化较重。前列腺结核和精囊结核几乎同时存在。前列腺结核有时形成寒性脓肿及不同程度的钙化。病变偶可向会阴部破溃，形成窦道。

(二)临床表现

患者一般无自觉症状，但偶有会阴部不适及轻微直肠部疼痛，有血精、精液量减少、射精痛等现象。全身症状为消瘦、疲乏、低热、盗汗等。临床上多是前列腺切除术后病理检查发现有结核。直肠指检时可见前列腺和精囊表面有硬结，无明显触痛。精囊一般会增大、变硬，但前列腺体积可以正常或缩小。

(三)诊断要点

本身症状不明显，不易及时诊断。对于反复出现血精者应警惕有结核的可能。在其他部位，特别是在泌尿系统或附睾发现结核时，应该同时检查前列腺和精囊有无结核情况，若直肠指检发现上述改变，则诊断能成立。在前列腺液或精液中有时能找到结核分枝杆菌。X线片、B超或CT检查有时能发现前列腺或精囊钙化。

(四)治疗原则

本病一般采用全身抗结核药物治疗，合并附睾结核者酌情处理附睾病变，会阴处窦道多在结核治愈后多能愈合，不愈者结核治疗稳定后可行手术治疗。

第七章

泌尿生殖系统寄生虫病

第一节　乳糜尿

乳糜尿是指乳糜呈现于尿中而呈乳白色。食物中的脂肪,在小肠内被水解后与磷脂、胆固醇及载脂蛋白结合形成乳糜微粒。微粒经乳糜管、淋巴系统进入血液循环。当乳糜液不能按正常通道进入血液而发生乳糜反流时,淋巴管内压力增高,可发生曲张、破裂。如果破裂部位在泌尿系统,其中肾脏是多发部位,则乳糜进入尿中形成乳糜尿。乳糜尿及乳糜血尿是泌尿生殖系统丝虫病的主要症状。

一、病因及分类

我国流行的丝虫病,主要在长江流域和山东以南沿海地区,绝大多数由斑氏吴策丝虫引起,少数由马来丝虫引起,主要通过淡色库蚊和中华按蚊传播。斑氏吴策丝虫多寄生在肾盂和肾盏附近、腹膜后组织、腹股沟区及精索、阴囊、门静脉等周围淋巴管及淋巴结内,所以临床表现有乳糜(血)尿、阴囊内丝虫病性结节和阴囊阴茎象皮肿;马来丝虫常寄生于上下肢浅部淋巴管内,常引起肢体象皮肿。

引起乳糜反流的原因除了多见于丝虫病的继发性淋巴管梗阻外,先天性淋巴管瓣膜功能异常,结核、肿瘤、创伤及炎症引起的淋巴管内膜纤维化也可引起乳糜尿。

二、病理生理

进入人体的成虫在人体内约 1 年成熟,雌性成虫产生微丝蚴,它呈明显的周期性出现于外周血液循环中,白天微丝蚴藏于肺毛细血管,18:00 至 21:00 在周围血液循环中增多,23:00 至次日凌晨 2:00 达高峰。5:00 以后迅速减少而进入肺毛细血管中。微丝蚴如不经中间宿主——蚊虫,不能成为成虫,经一定时间自然死亡,大量死亡则引起人体变态反应。成虫寄生于淋巴管内,导致机械性及炎性损伤、管壁破坏、管腔阻塞、淋巴液淤积及反流。如在肾区的淋巴管破裂,与尿路发生交通则产生乳糜尿。

国内对丝虫性乳糜尿患者,用大剂量稀薄造影剂做淋巴管造影术,证明胸导管全部通畅显影,因此认为乳糜尿是由淋巴系统动力学障碍所致,可能由于丝虫的机械性及炎症性损伤,破坏了淋巴管及其瓣膜,使之闭锁不全而造成淋巴液反流,淋巴管迂曲、扩张和管内压力增加,从而向肾乳头破裂,引起乳糜尿。

三、诊断

(一)临床表现

乳糜尿在泌尿系统多表现为乳糜尿或乳糜血尿,发病时尿液呈乳白色,一般可持续数天或数周后自行停止。乳糜尿可每年数次或隔数年发作1次。如混有血液时,尿呈红白色,混有纤维素时尿液结成凝块状,可引起阻塞症状如肾绞痛、排尿困难及尿潴留等。患者一般情况良好,长期反复发作时,可有体重减轻,体内脂肪、蛋白降低而致营养不良,皮肤干燥,贫血等。多因劳累、受凉、高脂肪餐诱发腰背部钝痛、乏力、腹部不适等前驱症状。在男性生殖系统急性期表现为精索炎、附睾睾丸炎、丝虫热等,慢性期多表现为鞘膜积液,肢体、阴囊、阴茎等部位的淋巴水肿及象皮肿。

(二)定性诊断

1.乳糜尿

乳糜尿在体外容器静置后分3层:顶层为白色脂质、中层为乳糜块、底层为红细胞和白细胞。

2.尿乳糜试验

尿乳糜试验即乙醚分层试验阳性。

3.夜间抽血

夜间抽血可查得微丝蚴。

(三)定位诊断

1.膀胱镜检查

嘱患者检查前2~3小时,进脂性食物如油煎荷包蛋、重油炒饭等,并加强活动,使乳糜尿更明显,见尿液呈乳糜状时立即检查,观察乳糜自何侧输尿管口喷出。

2.淋巴管造影术

经数次膀胱镜检查未能定位者,可行淋巴管造影术,以求定位。通常采用经足背淋巴管造影,正常淋巴管造影肾区无造影剂显示,乳糜尿患者患侧显示肾区淋巴管-肾盂、肾盏相交通影像。

四、治疗

目前对乳糜尿的治疗均非病因治疗,但对在血或尿中查出微丝蚴者,可给予乙胺嗪200 mg,每天3次,7~10天为1个疗程,此种治疗并不能消除乳糜尿的症状。常用方法如下。

(一)轻度乳糜尿治疗

轻者卧床休息禁脂类饮食,乳糜尿可消失,但一旦劳累或稍加脂类饮食常易复发。另早期查见微丝蚴者,服用有效药物,有时可见乳糜尿自行消失。

(二)中等程度乳糜尿治疗

除休息和进素食外,在行膀胱镜检查时,自喷乳糜尿侧输尿管内插入输尿管导管,深入达肾盂内。向该患侧注入1%硝酸银溶液7~10 mL,3~5分钟后再以生理盐水冲洗肾盂。硝酸银对淋巴管瘘产生的非细菌性炎症有收敛作用,故有时可维持一段时间,暂时控制乳糜漏出。如果1次无效,可每周1次,用2~3次,观察效果。

(三)微创手术治疗

对严重和反复发作的乳糜尿或乳糜血尿,当前最为可靠的症状疗法为腹腔镜肾蒂淋巴管结扎术,即将腹膜后通向肾蒂的淋巴管予以切断和结扎。一般淋巴管随肾蒂血管进入肾实质,粗大的淋巴管管径可达1~3 mm,肉眼较易辨认,在切断结扎肾蒂淋巴管操作中,不能遗留一根淋巴管,否则会造成复发。

(四)中医治疗

中医治疗以补肾益气为主,有一定疗效。

第二节   阴囊阴茎象皮肿

阴囊阴茎丝虫病有2种表现:一种是阴囊阴茎象皮肿,另一种是淋巴阴囊。后者较少见,亦是斑氏丝虫病的并发症,与象皮肿不同之处为阴囊略大于正常。

表面苍白贫血状,表皮薄而湿润,皮肤稍厚但柔软,有多数淋巴管扩张潴留所形成的小水疱。长时间站立或劳动后加重,受摩擦后破裂,不断流出淋巴液,其中可找到微丝蚴,持续数天,结痂愈合,潴留后再破裂,如此不断反复。治疗方法为手术切除病变皮肤及阴囊成形术,效果良好。

一、病因

阴囊阴茎象皮肿是斑氏丝虫病的一种常见并发症。阴囊阴茎象皮肿是由于斑氏丝虫寄生于腹膜后组织,腹股沟区、精索、阴茎及阴囊等周围淋巴管内,引起淋巴管及周围组织反复发炎所致。

二、病理生理

淋巴管在局部组织反复发炎,组织慢性水肿和纤维性变,使皮肤增厚、体积增大,形成阴囊阴茎象皮肿,象皮肿可大如儿头。象皮肿是阴囊阴茎皮下组织、表皮的肥厚与增生引起的,尤以阴囊为明显。招致细菌感染后,形成急性阴囊炎,出现红、肿、热、痛,或形成慢性感染,加重阴囊阴茎象皮肿。

三、诊断

(一)临床表现

本病首先为反复发作的阴囊淋巴管炎,急性期有寒战、高热、阴囊发红和肿胀疼痛,常伴腹股沟、股淋巴结的肿大及压痛。炎症数天后消退,但每年可有数次发作,久之阴囊体积逐渐弥漫性增大。早期阴囊皮肤增厚,表面粗糙,质地尚松软,称为淋巴水肿。晚期皮肤厚硬可达数厘米,皮脂腺破坏,呈干燥皮革样,失去弹性及收缩力,有时表面呈颗粒状或疣状。阴茎皮肤也可同时增厚,并易生皲裂与继发感染,且由于阴囊象皮肿体积巨大,常使阴茎及包皮收缩下陷,甚至完全埋藏于阴囊象皮肿内。

(二)实验室检查

静脉抽血检查发现微丝蚴可确定诊断。有时虽查不见微丝蚴,大多亦可根据临床症状诊断,但需注意除外其他皮肤疾病。尤应注意除外由于反复发作链球菌性感染所致的假性象皮肿。

四、治疗

(一)药物治疗

血中查见微丝蚴者需给予乙胺嗪 200 mg,每天 3 次,7~10 天为 1 个疗程。

(二)手术治疗

已形成的象皮肿唯有施行外科成形术治疗,广泛乃至全部切除象皮肿皮肤,植以正常皮肤。此种手术应在完全治愈血丝虫病之后进行,否则仍可有复发。

第三节 阴囊丝虫病

阴囊丝虫病是丝虫病的早期病变,多见于 20～40 岁患者,伴有精索炎、附睾炎、睾丸炎、鞘膜积液及鞘膜乳糜肿等。可单侧发生,也可双侧发生。

一、病因及病理

本病因是血丝虫寄居腹股沟区及阴囊、精索、淋巴管和淋巴结。

病理改变为血丝虫成虫或其虫尸,集聚于精索、附睾、淋巴管或微小静脉,造成局部炎症、纤维增殖,或虫尸毒素引致水肿、感染等。

二、诊断

(一)临床表现

1.急性精索炎

本病可引起局部剧痛,放射至下腹及腰部,或较轻微,仅为钝痛、牵拉感。常并发附睾炎,偶有睾丸炎。偶尔可有轻度发热,精索可肿胀、变硬、增粗,有时可触及结节,仔细触诊结节常与输精管无关联,结节位于精索下端及附睾尾部,是围绕成虫的淋巴细胞及嗜酸性粒细胞所致。睾丸内甚少。结节常在急性炎症消退后出现,常有反复发作的可能。有时附睾肿大,于附睾头或体部出现结节,亦多为附睾外结节。当炎症涉及睾丸时,有睾丸急性炎症,轻度肿大,压痛,常伴有鞘膜积液。

2.精索淋巴管或静脉曲张

精索淋巴管或静脉曲张常见于反复发作精索炎之后,精索粗厚、迂曲、扩张。活动及立位时加重,休息及卧位时减轻。偶有淋巴管扩张如囊肿状,内有丝虫成虫。

3.鞘膜积液及鞘膜乳糜肿

鞘膜积液及鞘膜乳糜肿为丝虫病并发症的常见体征。初时积液较少,经睾丸炎、附睾炎反复发作后,液量增加,可达数百毫升,可使阴茎缩入阴囊内。积液早期呈草黄色,清晰透明;晚期鞘膜的淋巴管曲张破裂,积液为淋巴性,称为淋巴囊肿,液体混浊如琥珀色。如淋巴管破裂乳糜倾入鞘膜囊内称为鞘膜乳糜肿。积液呈乳白色,常可查到微丝蚴。晚期鞘膜肥厚,产生多量纤维化斑块,表面沉积胆固醇颗粒及纤维素,可钙化,并见成虫尸体。积液有时呈白垩样,睾丸受压而萎缩。透光试验早期为阳性,陈旧病例鞘膜壁肥厚可呈阴性。

(二)实验室检查

(1)血液检查:外周血中嗜酸性粒细胞增多,夜间抽静脉血可查见微丝蚴等。

(2)鞘膜积液中查见微丝蚴,精索、附睾结节活检可证实血丝虫病,在其剖面可挑出血丝虫成虫。

三、治疗

(一)病因治疗

首选乙胺嗪:200 mg,每天 3 次,10 天为 1 个疗程,此药主治血液内微丝蚴,对成虫亦有效,表现为精索或附睾部经治疗后出现新的肉芽肿性结节。

卡巴肿或新锑生:0.5 g,每天 2 次,10 天为 1 个疗程,此药对微丝蚴无效。

左旋咪唑:5～8 mg/kg,每天 1 次,5 天为 1 个疗程。

一般以应用可同时杀灭微丝蚴及成虫的药物为好。

(二)对症治疗

在急性炎症期按一般附睾、睾丸炎治疗,托起阴囊,镇静止痛,应用抗生素等以防细菌性感染。精索及附睾结节极小者经对症治疗后可逐渐消失。

(三)手术治疗

精索或附睾结节可行手术摘除,鞘膜乳糜肿在病因治疗后可考虑鞘膜切除和鞘膜翻转术。

第八章

泌尿生殖系统肿瘤

第一节 肾 肿 瘤

肾肿瘤是泌尿系统常见的肿瘤之一,多为恶性,且发病率逐年上升。在临床上常见的肾细胞癌(renal cell carcinoma,RCC)是起源于肾实质泌尿小管上皮系统的恶性肿瘤,又称肾腺癌,简称为肾癌。肾细胞癌在成人恶性肿瘤中占2%～3%,占肾恶性肿瘤的85%左右,各国或各地区发病率不同,发达国家高于发展中国家,城市地区高于农村地区。男性肾细胞癌发病率是女性的2倍。任何年龄都可能发病,但高峰期在60岁左右。肾盂癌较少见。肾母细胞瘤是小儿最常见的恶性实体肿瘤。

一、病因

引起肾癌的病因至今尚未明确,其病因可能与以下4种因素有关。

(一)职业因素

有报道显示长期接触金属铬和铅的工人,从事石棉、皮革相关工作的人群等患病危险性会增加。

(二)吸烟

吸烟导致肾癌的发病机制并不十分明确,但国外已经有前瞻性的研究证明吸烟人群的肾癌发病率会有所上升,升高约50%。亚硝基复合物可能起到一定作用。

(三)肥胖

越来越多的流行病学研究的证据都趋向肥胖是肾癌的危险因素,机制可能与某些激素水平升高有关。

(四)其他危险因素

本病与高血压、饮食、遗传因素、免疫功能障碍有关。有文献报道,在饮食方面多食蔬菜可降低肾癌发病风险。

二、病理生理

绝大多数肾癌多发于一侧肾,常为单个肿瘤,10%～20%为多发病灶。双侧先后或同时发病者占2%左右。瘤体多数为类似圆形的实性肿瘤,肿瘤的大小不等,以7 cm多见,与周围肾组织相隔。肾癌的组织病理多种多样,透明细胞癌是其主要构成部分,占肾癌89%,主要由肾小管上皮细胞发生。

三、分类

分类见表8-1。

表8-1 美国癌症联合委员会(AJCC)肾癌的 TNM 分期

分期	标准
原发肿瘤(T)	
T_x	原发肿瘤无法评估
T_0	未发现原发肿瘤的证据
T_1	
	肿瘤局限在肾内,最大径≤7 cm
	T_{1a}肿瘤局限于肾内,肿瘤最大径≤4 cm
	T_{1b}肿瘤局限于肾内,肿瘤最大径>4 cm 但≤7 cm
T_2	
	肿瘤局限于肾内,肿瘤最大径>7 cm
	T_{2a}肿瘤最大径>7 cm 但≤10 cm
	T_{2b}肿瘤局限于肾内,肿瘤最大径>10 cm
T_3	肿瘤侵及主要静脉、肾上腺、肾周围组织,但未超过肾周筋膜
	T_{3a}肿瘤侵及肾上腺、肾周围脂肪组织和(或)肾窦脂肪组织,但未超过肾周筋膜
	T_{3b}肉眼见肿瘤侵入肾静脉或肾静脉段分支(含肌层)或膈下下腔静脉
	T_{3c}肉眼见肿瘤侵入膈上下下腔静脉或侵犯腔静脉壁
T_4	肿瘤浸润超过肾周筋膜
区域淋巴结(N)	
N_x	区域淋巴结转移无法成功
N_0	无区域淋巴结转移
N_1	单个区域淋巴结转移

续表

分期	标准
远处转移（M）	
M_0	无远处转移
M_1	有远处转移

四、临床表现

30％～50％的肾癌患者缺乏早期临床表现，大多在健康体检或其他疾病检查时被发现。常见的临床表现有以下几种。

（一）肾癌三联症

本病典型的临床症状是腹部肿块、腰痛和血尿，由于早期肾癌检出增多，临床这些症状只在6％～10％患者中出现。间歇无痛肉眼血尿为常见症状，大约50％的患者都会发生。血尿通常为肉眼血尿，偶尔为镜下血尿。出现血尿表明肿瘤已侵入肾盏、肾盂。疼痛常为腰部钝痛或隐痛，多由于肿瘤生长牵张肾包膜或侵犯腰肌，邻近器官所致，血块通过输尿管时可发生肾绞痛。肿瘤较大时在腹部或腰部易被触及。

（二）副瘤综合征

10％～40％有症状肾癌患者出现副瘤综合征，表现常有发热、高血压、血沉增快等。发热可能因肿瘤坏死、出血、毒性物质吸收引起，高血压可能因瘤体内动-静脉瘘或肿瘤压迫动脉及其分支，肾素分泌过多所致。20％的肾癌患者可出现副瘤综合征，容易与其他全身性疾病症状相混淆，应注意鉴别。

（三）转移症状

约有30％的患者因转移症状，如病理骨折、咳嗽、咯血、神经麻痹及转移部位出现疼痛等初次就诊，40％～50％的患者在初次诊断后出现远处转移。

五、辅助检查

肾癌的临床诊断主要依靠影像学检查，胸部 X 线片和腹部 CT 平扫加增强扫描、MRI 扫描检查是治疗前临床分期的主要依据。

（一）实验室检查

实验室检查包括血、尿、便常规检查以及病毒指标、血生化以及血液肿瘤标志物检查，目前尚没有公认的、可用于肾癌诊断、鉴别诊断及预后判断的肿瘤标志物。

(二)影像学检查

1.X 线检查

X 线检查为肾癌患者的常规检查项目,泌尿系统平片可见肾外形增大,偶然可见肿瘤散在钙化。胸部 X 线片是术前临床分期的主要依据之一。

2.B 超检查

超声检查经济、简便、普及率高,是首选的筛查方法,也是诊断肾肿瘤最常用的检查方法。B 超也可判断恶性的指征,但部分 RCC 需借助 CT 和 MRI 进行鉴别诊断。

3.MRI 检查

MRI 灵敏度与 CT 相似,MRI 检查对肾肿瘤分期的准确性略优于 CT,特别在静脉瘤栓大小、范围以及脑转移的判定方面 MRI 优于 CT,在压脂序列中可以观察到少血供肿瘤。

4.CT 检查

CT 具有密度及空间分辨率高的特点,对肾脏肿块的检出率近 100%,肿瘤诊断正确率达 95% 以上。

(三)组织学检查

在非肿瘤性肾病中肾穿刺活检已成为常规检测手段。但由于 CT 和 MRI 诊断肾肿瘤的准确性高达 95% 以上,而肾穿刺活检有 15% 假阴性率及 2.5% 假阳性率,可能出现并发症,对影像学诊断难以判定性质的小肾肿瘤患者,可以选择行保留肾单位手术或定期(1～3 个月)随诊检查,不推荐对能够进行保留肾单位手术的肾肿瘤患者行术前穿刺检查。同时对具有较高的特异性和敏感性,但对准备进行手术的患者一般也不推荐穿刺活检。对不能手术治疗,需系统治疗或其他治疗的晚期肾肿瘤患者,治疗前为明确诊断,可选择肾穿刺活检获取病理诊断。

六、治疗原则

根治性肾切除仍是治疗肾癌唯一有效手段。化疗的效果不理想。近年来,细胞因子和分子靶向治疗取得了突破性进展。对于转移性肾细胞癌采用索拉非尼和舒尼替尼的治疗,标志着肾癌治疗进入分子靶向治疗时代。国际上都将分子靶向治疗药物作为转移性肾细胞癌的一线、二线治疗用药。

(一)手术治疗

1.根治性肾切除术

根治性肾切除术是目前唯一得到公认可能治愈肾癌的方法。根治性肾切除范围包括患肾及肾周脂肪组织和 Gerota 筋膜、大部分输尿管、淋巴结或有累及肾上腺。根治性肾切除术可经开放性手术或腹腔镜手术进行。微创手术与传统的开放术式有相同的治疗效果，选择何种术式，应根据术者的习惯、手术熟练程度、肿瘤的大小和手术的难与易而定。慎重掌握其适应证。原则上应首先做肾动脉结扎，避免手术引起的肿瘤转移，并减少术中出血。如瘤体较大，术前 24 小时可行选择性肾动脉栓塞术。肾静脉或下腔静脉癌栓应在术中一并取出。

2.保留肾单位手术

保留肾单位手术（nephron sparing surgery, NSS）是保留肾脏的手术的总称。包括肾部分切除术、肾脏楔形切除术和肿瘤剜除术。NSS 的肾实质切除的范围应该距离治疗边缘至少 0.5 cm。NSS 可以通过开放手术或腹腔镜手术进行。NSS 后局部复发率为 0～10％，而肿瘤直径≤4 cm 的手术后局部复发率0～3％。NSS 死亡率为 1％～2％。

NSS 适应证：①孤立肾肾癌的肿瘤切除；②单侧肾癌，对侧肾因某些病变功能丧失或不全的肾癌切除术；③双侧肾肾癌，对侧肾需行或已行切除；④双侧肾肿瘤而较小又无转移表现者；⑤肾癌临床分期 T_{1a} 期（肿瘤≤4 cm），肿瘤位于肾脏周边，单发的无症状性肾癌，对侧肾功能正常的肾癌患者。注意本式式的一个重要条件就是术后剩余的肾组织，应当有足够的功能来维持机体的代谢需要，否则应做全肾切除加透析治疗。

（二）生物治疗

生物治疗包括免疫治疗和基因治疗。目前已证明肾癌对免疫治疗的反应较好。常用的免疫治疗方法有肌注白细胞介素-2（IL-2）和 α-干扰素（IFN-α），输注淋巴因子激活杀伤细胞（LAK 细胞）和肿瘤浸润淋巴细胞（TIL 细胞）等，基因治疗尚不够成熟。免疫治疗主要用于肾癌的综合治疗中，包括肾癌切除术后的免疫辅助治疗、晚期或广泛转移肾癌姑息手术后的免疫治疗、复发肾癌手术不能彻底切除的免疫治疗和不能手术的晚期广泛转移的免疫治疗。如有条件尽可能地切除病灶，更能发挥免疫治疗的作用。

IFN-α 推荐治疗剂量：每天 9 MU，皮下或肌内注射，每周 3 次，3 个月为 1 个疗程。持续用药 6 个月至 1 年。

IL-2 推荐治疗剂量：每天 18 MU，皮下注射，每周 5 天，持续用药 5～8 周。

（三）分子靶向治疗

分子靶向治疗是指在肿瘤分子生物学的基础上，将与肿瘤相关的特异分子作为靶点,利用靶分子特异制剂或药物对肿瘤发生发展过程中关键的生长因子、受体、激酶或信号转导通路进行封闭或阻断,实现抑制肿瘤细胞生长、促进肿瘤细胞凋亡、抑制肿瘤血管生成等作用而达到抗肿瘤作用的方法或手段。

1.索拉非尼

索拉非尼是一种多激酶抑制剂,能同时抑制多种存在于细胞内和细胞表面的激酶,包括 RAF 激酶、血管内皮生长因子受体-2(VEGFR-2)、血管内皮生长因子受体-3(VEGFR-3)、血小板衍生生长因子受体-β(PDGFR-β)、KIT 和 FLT-3。由此可见,索拉非尼具有双重抗肿瘤效应,一方面,它可以通过抑制 RAF/MEK/ERK 信号转导通路,直接抑制肿瘤生长;另一方面,它又可通过抑制 VEGFR 和 PDGFR 而阻断肿瘤新生血管的形成,间接抑制肿瘤细胞的生长。常用索拉非尼 400 mg,每天 2 次。

2.舒尼替尼

舒尼替尼又称为索坦,是另一种多靶点酪氨酸激酶抑制剂,一种口服的小分子药物,能够抑制 VEGF-R2、VEGF-R3、VEGF-R1 以及血小板衍生生长因子等,通过特异性阻断这些信号转导途径达到抗肿瘤效应。常用舒尼替尼 37.5 mg/d 长期口服。其疗效临床试验将进一步验证。

3.贝伐单抗

贝伐单抗是针对血管内皮生长因子的单抗,尚在临床试验中。

(四)化学治疗

用于治疗转移性肾细胞癌的化疗药物主要有吉西他滨、氟尿嘧啶(5-FU)、卡培他滨、顺铂和丝裂霉素等,但单独使用效果均不明显,一般与生物治疗(免疫治疗)联合使用。联合治疗方案有以下 2 种。

(1)吉西他滨联合 5-FU 或卡培他滨,主要用于以透明细胞为主型的转型性肾细胞癌。

(2)吉西他滨联合顺铂,主要用于以非透明细胞为主型的转型性肾细胞癌。

总体来说,化疗对于转型性肾细胞癌有效率较低,为 10%～15%。化疗联合 IFN-α 和 IL-2 也未显示出优势。

(五)激素治疗

肾癌对激素有明显的依赖性,常用黄体酮 100～200 mg 口服,每天 1～2 次,连用 6～8 周。

(六)介入治疗

介入治疗适用于晚期无法切除的肾癌患者。除能够阻断血供使肿瘤坏死达到"栓塞性肾切除"外,还有利于刺激机体免疫力的增强;肾癌肾切除术前应用,用于肿瘤较大(直径 12 cm 以上),估计术中出血较多或手术困难的病例。

第二节 膀 胱 肿 瘤

膀胱肿瘤是泌尿系统最常见的肿瘤,绝大多数来自上皮组织,发病年龄多在50~70 岁,发病率城市高于农村,男性高于女性,约为 4∶1。

一、病因

膀胱癌的发病是一个多因素混合、多基因参与、多步骤形成的过程。下列是与发病相关的危险因素。

(一)职业接触

如从事与芳香胺、染料、橡胶、印刷、皮革、油漆等相关的工作,发生膀胱癌的危险性显著增加。

(二)吸烟

吸烟是目前明确的致癌因素,约 1/3 膀胱癌与吸烟有关。吸烟者患膀胱癌的危险性是不吸烟者的 2~4 倍。致癌可能与香烟中含有多种芳香胺的衍生物有关,发病危险与吸烟数量、持续时间和吸入程度有关,并无性别差异。

(三)其他

如长期饮咖啡者、服用大量含非那西丁的镇痛药、盆腔放射治疗、膀胱慢性感染与异物长期刺激等,均可能为膀胱癌的病因或诱因。

研究资料显示,异常基因型的积累加上外在环境的作用最终导致恶性表型的出现。

二、病理

本病病理与肿瘤组织类型、细胞分化程度、生长方式和浸润深度有关,其中细胞分化程度和浸润对预后影响最大。

(一)组织类型

膀胱癌包括尿路上皮细胞癌(移行细胞癌)、鳞状细胞癌和腺细胞癌,其次还有较少见的转移癌等。其中尿路上皮移行细胞乳头状癌超过 90%,鳞状细胞癌占 3％～7％。腺状细胞癌低于 2％。1％～5％为非上皮性肿瘤，多数为横纹肌肉瘤，可发生于任何年龄的患者，但多数为儿童。

（二）膀胱癌的分级

2004 年 WHO 将膀胱等尿路上皮肿瘤分为乳头状瘤、乳头状低度恶性倾向的尿路上皮肿瘤、低级别乳头状尿路上皮癌和高级别乳头状尿路上皮癌。该分类法中肿瘤的分类主要基于光镜下的显微组织特征，相关形态特征的细胞类型和组织构型。

（三）膀胱癌的分期

膀胱癌的分期指肿瘤浸润深度及转移情况。病理分期同临床分期，是判断膀胱肿瘤预后的最有价值的参数。目前常采用国际抗癌联盟的第 7 版 TNM 分期法（图 8-1）。

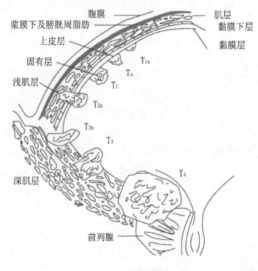

图 8-1　膀胱肿瘤分期

三、临床表现

（一）症状

1.血尿

血尿是膀胱癌最常见和最早出现的症状。约 85％的患者表现为间歇性肉眼无痛血尿，有时可仅为显微镜下血尿。血尿多为全程血尿，也可表现为初始或终末血尿，可自行减轻或停止，易给患者造成好转的错觉而错过治疗时机。血尿程度与肿瘤大小、数目、恶性程度可不完全一致，非上皮肿瘤血尿情况一般不是很明显。严重时伴有血凝块,可阻塞尿道内口引起尿潴留。

2.膀胱刺激症状

肿瘤坏死、溃疡、合并炎症以及形成感染时,患者可出现尿频、尿急、尿痛,多为膀胱肿瘤的晚期表现。

3.梗阻

肿瘤进展引起输尿管梗阻可导致肾积水及腰肋部疼痛。

4.其他

骨转移患者有骨痛,腹膜后转移或肾积水患者可出现腰痛。晚期膀胱肿瘤患者有贫血、水肿、下腹部肿块等症状,盆腔淋包结转移可引起腰骶部疼痛和下肢水肿。

(二)体征

膀胱癌多数无明显体征。膀胱癌患者触及盆腔包块多是局部进展性肿瘤的证据。发生肝或淋巴结转移时,可扪及肿大的肝或锁骨上淋巴结。

四、辅助检查

(一)实验室检查

尿检中可见血尿或脓尿,故尿细胞学检查可作为血尿的初步筛选。血常规见血红蛋白含量值和血细胞比容下降。

(二)影像学检查

1.超声检查

超声简单易行,可作为患者最初筛选的一种诊断方法,具有较高检出率。超声检查能在膀胱适度充盈下清晰显示肿瘤的部位、数目、大小、形态及基底宽窄等情况。

2.CT 和 MRI 检查

CT 和 MRI 检查多用于浸润性癌,CT 检查能清晰地显示 1 cm 以上的膀胱肿瘤,MRI 诊断原则与 CT 相同。不过 MRI 更有助于肿瘤分期。尿细胞学检查是膀胱癌的重要检测手段。对于高危人群的筛选有较大的意义。为了防止瘤细胞的自溶漏诊及增加阳性率,一般连续检查 3 天的尿液,留取尿液标本后应及时送检。

3.尿液脱落细胞检查

膀胱镜检查对诊断具有决定性意义,是血尿患者的重要检查手段。其可以直接观察到肿瘤所在部位、大小、数目、形态、位置等。

五、治疗原则

(一)手术治疗

1.经尿道膀胱肿瘤电灼或电切术

该术适用于单个或为数不多、不超过 2 cm 直径、有蒂而浅表的乳头状瘤或癌。

2.膀胱部分切除术

该术适用于乳头状肿瘤基底较广或比较局限的广基性肿瘤,切除范围包括肿瘤在内以及边缘 2 cm 处的正常全层膀胱壁组织。若输尿管口在切除的范围以内,则应将其一并切除,输尿管可在膀胱其他部位做再移植手术。

3.全膀胱切除术

该术适用于恶性程度较高、浸润较深、体积较大、数目较多并位于膀胱底部或膀胱颈部的膀胱肿瘤。切除范围在男性应包括整个膀胱、两侧输尿管下端以及精囊、前列腺和尿道,切除后必须用直肠、乙状结肠或回肠做替代膀胱的尿流改道手术。

4.全膀胱根治性切除术

肿瘤已超出膀胱之外,疑有盆腔器官或盆腔淋巴转移之患者可以选用该术。切除范围除全膀胱外,也应包括自髂总血管中段以下的全部盆腔淋巴组织。女性还应包括全部子宫及两侧附件、尿道及部分阴道前壁。男性包括精囊、前列腺及后尿道和全部盆腔淋巴结和膀胱周围脂肪。

5.晚期膀胱癌

肾功能较差、难以耐受做肠道的尿路改道或重建手术者,可考虑做输尿管皮肤造口术。

(二)化学疗法

1.新辅助化疗

新辅助化疗是指局部治疗(手术治疗或放射治疗)前给予的全身化疗,也称早期化疗。新辅助化疗的主要目的是控制局部病变,使肿瘤缩小、降期,并使某些需要全切的患者保留膀胱,使某些本不能根治切除的膀胱肿瘤得以根治,并可以降低手术难度,消除微转移病灶,提高患者手术后远期生存率。

新辅助化疗总有效率为 50%～70%,有 10%～20%病理可完全缓解。新辅助化疗可提高 T_3～T_{4a} 生存率,对 T_1～T_2 意义不大。联合用药效果优于单药。

常用化疗方案包括以下几种。

(1)GC(吉西他滨和顺铂或卡铂)方案:此联合化疗方案是目前认为标准的一线治疗方案。

(2)吉西他滨:800～1 000 mg/m²,静脉滴注30分钟以上,第1天、第8天、第15天。

(3)顺铂:70 mg/m²,第2天静脉滴注,每3～4周重复,共2～6个周期。

(4)卡铂联合化疗:每次300 mg/m²,4周给药1次。

(5)MVAC(甲氨蝶呤、长春新碱、多柔比星、顺铂)方案包括以下4种。①甲氨蝶呤:30 mg/m²,静脉滴注,第1天、第15天、第22天;②长春新碱:30 mg/m²,静脉滴注,第1天、第15天、第22天;③多柔比星:30 mg/m²,静脉滴注,第2天。④顺铂:70 mg/m²,静脉滴注,第2天。MVAC方案每4周重复用药。

其中卡铂为第二代铂类抗肿瘤药,其生化特征与顺铂相似,但肾毒性、消化道反应及耳毒性均较低,是近年来受到广泛重视的新药。联合化疗每次300 mg/m²,4周给药1次;也可每次60 mg/m²,每天1次,连续5天,间隔4周重复1次。以给药2～4次为1个疗程。

2.膀胱灌注治疗

在保留膀胱的手术后,膀胱内化学药物的灌注,可减少术后复发。灌注前禁水12小时,导尿排空尿液,自导尿管内注入化疗药物。化疗药物可选用噻替哌50 mg、羟喜树碱20 mg、丝裂霉素C 20～40 mg、表柔比星20 mg或吡柔比星30 mg等(药物用50～60 mL生理盐水溶解)。拔除导管,改变不同体位,保留2小时后自行排出药液,每周1次膀胱灌洗,6次为1个疗程。如血白细胞计数低于$3×10^9$/L,则暂停灌注。

(三)放射疗法

放射疗法又分为术前放疗、术后放疗及体外放疗、间质放疗等,对浸润性膀胱肿瘤常术前外照射4～6周,总量40～60 GY,6周后手术。

(四)免疫疗法

免疫疗法主要应用卡介苗膀胱内灌注,卡介苗120 mg加生理盐水50 mL注入膀胱,保留2小时,每周1次,持续6次,以后每2周1次,持续6次(每周1次×6次,以后每2周1次×6次),再每月1次,持续2年,对表浅膀胱癌疗效明显,且明显降低膀胱肿瘤的复发率;据报道口服卡介苗据也能取得类似效果,且减少卡介苗膀胱灌注的不良反应及不便之处。干扰素、肿瘤坏死因子、白细胞介素-2、

LAK细胞、肿瘤浸润细胞、转移因子等均可用于治疗膀胱肿瘤。

(五)其他疗法

加温疗法、加压疗法、冷冻疗法、激光疗法等对膀胱肿瘤的治疗均有一定疗效,可据情况采用。

第三节　前列腺癌

前列腺癌发病率在男性所有恶性肿瘤中位居第 2 位。发病率有明显差异,欧洲和北美发病率最高,已成为第 1 位危害男性健康的肿瘤。前列腺癌发病率呈明显的地理和种族差异,亚洲前列腺癌发病率远低于欧美国家,但是近年来呈上升趋势。

一、病因

前列腺癌的发病原因尚不完全清楚,但已知危险因素包括年龄、种族、遗传、饮食等。其中遗传因素决定了临床前列腺癌的发生发展,其他危险因素可能影响潜伏型前列腺癌发展至临床型前列腺癌的进程。

(一)年龄

前列腺癌流行病学研究表明,年龄是最明显的危险因子,随着年龄增长,前列腺癌发病率也明显升高。新诊断患者中位年龄为 72 岁,高峰年龄为 75～79 岁。随着人类寿命的不断延长,人口结构呈老龄化趋势,男性罹患前列腺癌的可能性不断增加,死于前列腺癌的可能性也不断增大。

(二)遗传

遗传是前列腺癌发病的重要危险因素,一个一级亲属(兄弟或父亲)为前列腺癌,其本人发生前列腺癌的风险是其他人的 2～3 倍;目前,许多有关基因多态性和前列腺癌遗传易感性的研究正在进行中,将为解释前列腺癌的发生提供遗传学证据。

(三)饮食

饮食的危险因素包括高动物脂肪饮食、饮酒和低植物性饮食摄入量等。这些危险因素并不能确定为病因,不过,重视这些危险因素,在降低前列腺癌的发生率上是有一定效果的。另一方面,食用大豆制品、绿茶、番茄、红葡萄酒等有可能降低前列腺癌发病率。

(四)其他

前列腺癌发病危险因子还包括性活动和职业等社会因素。性活动方面:首次遗精年龄越小,危险性越大;职业方面:例如从事与镉相关职业的人,患前列腺癌的机会大;手术方面:有研究表明输卵管结扎术使前列腺癌危险性增大 1.2～2 倍。

二、病理生理

病理学诊断包括定性、分级和分期,有助于治疗方案的制订和准确的预后。

(一)组织类型

98%的前列腺癌组织类型为腺癌,其他少见的组织类型有移行细胞癌、鳞癌、黏液腺癌、小细胞癌及导管腺癌等。

(二)病理分级

目前存在大量评估前列腺癌的组织学分级系统,最广泛应用的是 Gleason 分级系统。根据每个区腺体分化程度和肿瘤细胞的形态给予 1～5 分之间的 Gleason 分值,1 分组织细胞分化最好,5 分最差。2 区的分值相加,形成前列腺癌组织的 Gleason 分级常数。Gleason 2～4 分属于分化良好,Gleason 5～7 分属于中等分化,Gleason 8～10 分为分化差或未分化癌(表 8-2)。

表 8-2　前列腺癌 Gleason 分级标准

级别	肿瘤边界	腺体结构	腺体排列	浸润
1 级	清	单个、分散圆形或卵圆形规则	密、背靠背	少见
2 级	欠清	同上但稍不规则	分散	可见
3 级	不清	形状大小不一,含筛状或乳头状改变	更分散,成团块边缘整齐	明显
4 级	重度不清	小且融合,排列成条索状	融合成不规则团块	极明显
5 级	重度不清或团块	少有腺体形成,有小细胞或印戒细胞,包括粉刺癌	排列成实性片状或团块状、中心坏死	极明显

(三)临床分期

前列腺癌分期对于治疗方案的选择和预后的评价都很重要。目前存在 2 种主要的临床分期方法:Whitmore-Jewett 法和 TNM 法,推荐应用的是美国癌症联合委员会 2002 年修改的 TNM 法。T 分期表示原发肿瘤的情况。N 分期表示淋巴结情况。M 分期表示肿瘤远处转移的情况（表 8-3）。

表 8-3　前列腺癌临床分期

分期	表现
T₁	
T₁ₐ	偶发肿瘤体积＜所切除组织体积的 5%，直肠指检正常，前列腺特异性抗原正常
T₁ᵦ	偶发肿瘤体积＞所切除组织体积的 5%，直肠指检正常，前列腺特异性抗原正常
T₁c	偶发肿瘤体积＞所切除组织体积的 5%，直肠指检及经直肠超声检查正常，只是单纯 PSA 升高，穿刺活检发现肿瘤
T₂	
T₂ₐ	直肠指检及经直肠超声检查能够发现肿瘤，肿瘤局限于并＜单叶的 1/2，并局限在前列腺内
T₂ᵦ	直肠指检及经直肠超声检查能够发现肿瘤，肿瘤局限于并＞单叶的 1/2，但仍局限在前列腺内
T₂c	肿瘤侵犯两叶，但仍局限于前列腺内
T₃	
T₃ₐ	肿瘤侵犯并突破前列腺一叶或两叶包膜
T₃ᵦ	肿瘤侵犯精囊
T₄	肿瘤侵及膀胱颈、尿管括约肌、直肠、肛提肌和骨盆壁

三、临床表现

早期前列腺癌的临床症状多呈隐匿性，一部分患者甚至是在接受前列腺电切术或开放手术中才被发现。

（一）症状

1.排尿功能障碍症状

前列腺体积增大压迫尿道引起进行性排尿困难，表现为尿频、排尿费力、尿线变细、排尿不尽感、夜尿增多、排尿困难、充盈性尿失禁，甚至反复尿潴留。来自尿道周围腺体的前列腺癌患者早期可出现下尿路梗阻症状。当外周带前列腺患者出现排尿障碍时，预示前列腺癌已发展至晚期。

2.转移所致症状

前列腺癌首诊时可以是转移性症状，其中以转移性骨痛最为明显，而无下尿路梗阻症状。前列腺癌向直肠方向发展时，可以压迫直肠，出现便秘、腹痛、便血或间断性腹泻等异常表现，类似直肠癌的表现。其中最常见的转移部位是盆腔内淋巴结群及全身骨骼。骨骼转移表现为持续的、剧烈的腰背髋部疼痛及坐骨神经痛，疼痛严重程度可影响预后；淋巴结转移常无明显症状；内脏转移：①肝转移表现为肝大、黄疸、肝功能异常；②肺转移表现为咳嗽、咯血、呼吸困难等。

(二)体征

前列腺癌早期无明显体征,直肠指检可触及前列腺结节,质硬。

四、辅助检查

(一)直肠指检

直肠指检对诊断具有重要价值,同时有助于前列腺癌的诊断和分期。需要注意前列腺的大小、形态、质地。但由于主观性强,对比性差,直肠指检难以触及<0.5 cm 的肿瘤病灶。所以,现在不推荐直肠指检作为前列腺癌筛查方法。

(二)前列腺特异性抗原(prostate specific antigen,PSA)血清检查

PSA 是目前诊断前列腺癌、评估各种治疗效果和预测预后的一个重要且可靠的肿瘤标记物。直肠指诊异常、影像学检查异常或有临床征象(如骨痛、骨折等)的男性应行 PSA 检查。

(三)影像学检查

1.经直肠超声检查(transrectal ultrasonography,TRUS)

超声检查是前列腺癌影像学检查的首选方法。可初步判断肿瘤的大小。但需注意 TRUS 诊断前列腺癌特异性较低,前列腺低回声病灶需与其他疾病鉴别。

2.CT 和 MRI 检查

CT 和 MRI 对前列腺内癌灶的诊断率均不高,主要用于临床分期,了解邻近组织和器官有无肿瘤侵犯及盆腔内有无肿大淋巴结。

3.ECT 检查

放射性核素骨扫描是一种无创伤性检查,可以发现前列腺癌患者的骨转移癌灶。敏感性较高但特异性较差。

4.放射免疫显像检查

放射免疫显像是以抗肿瘤抗体为"载体",以放射性核素为"弹头",对肿瘤原发病灶和(或)转移病灶进行显像的技术。

(四)经直肠前列腺穿刺活检

现在基本不采用经直肠前列腺随意穿刺活检,而是在 TRUS 引导下穿刺活检,此法不仅可以对明确或可疑病灶进行穿刺,还可以对前列腺进行分区,以便系统穿刺。检出率受前列腺体积、年龄等影响。

五、治疗原则

前列腺癌的治疗方法包括手术治疗、内分泌治疗、放射治疗及化学药物治疗,但必须结合患者的具体情况合理应用,根据患者的年龄、全身情况、癌的分期、免疫力状态等综合考虑。

(一)手术治疗

前列腺癌的治疗原则是消灭体内所有肿瘤组织,这只能在肿瘤全切除的基础上才可实现。因此要求在肿瘤尚局限于前列腺内时,一旦发现即行手术治疗。前列腺根治性切除术是治疗局限性前列腺癌最有效方法。

1.前列腺癌根治术

前列腺癌根治术主要适用于 A 期及 B 期前列腺癌。可采用腹腔镜或开放性途径手术,切除范围应包括前列腺、前列腺包膜、精囊及膀胱颈。如有盆腔淋巴结转移,应包括淋巴结清扫。膜部尿道直接与膀胱吻合。该手术可能出现的并发症有阳痿、尿失禁、直肠损伤,术中应特别重视。

(1)适应证:根治术用于可能治愈的前列腺癌。手术适应证要考虑肿瘤的临床分期、预期寿命和健康状况。尽管手术没有硬性的年龄界限,但应告知患者,70 岁以后伴随年龄增长,手术并发症及死亡率将会增加。①临床分期:适用于局限性前列腺癌临床分期 $T_1 \sim T_{2c}$ 的患者。对于 T_3 期的前列腺癌尚有争议,多主张对 T_{2c} 和 T_3 期患者先行新辅助治疗后进行根治术,以降低切缘阳性率。②预期寿命:预期寿命≥10 年者。③健康状况:健康状况良好,没有严重的心肺疾病的患者。④PSA 或 Gleason 评分:对于 PSA>20 或 Gleason 评分≥8 的符合上述分期和预期寿命的局限性前列腺癌患者根治术后可给予其他辅助治疗。

(2)禁忌证:①有显著增加手术危险性的疾病,如严重的心血管疾病、肺功能不良等;②有严重出血倾向或血液凝固性疾病;③已有淋巴结转移或骨转移;④预期寿命不足 10 年。

2.经尿道前列腺切除术

该手术适用于年老体弱已发生排尿梗阻等并发症的患者,主要目的为缓解梗阻症状,无治愈意义。如能同时辅以非手术治疗方法,则能提高手术治疗价值。

(二)内分泌治疗

前列腺癌细胞大多数依赖于雄激素,内分泌治疗直接去除雄激素,可抑制前列腺癌细胞生长。分化好的前列腺癌对雄激素依赖更为明显,而未分化癌及导管癌常不依赖雄激素,内分泌治疗则无效。因此在行内分泌治疗时,应了解前列腺癌细胞分化程度及癌细胞类型,以帮助选择治疗方法。

1.去势治疗

(1)手术去势:切除双侧睾丸可直接减少睾酮的生成,使雄激素依赖性前列腺癌生长缓慢或消退。手术简单,但不易被患者接受。根据我国目前经济情况,除非有特殊情况,否则一旦确诊为前列腺癌首先宜切除双侧睾丸。

(2)药物去势:LHRH-α(促黄体激素释放激素)促效剂是一种肽类激素,1998年后才正式应用于临床。其竞争性地同垂体前叶 LHRH 受体结合,从而抑制 LH(促黄体激素)分泌,阻断睾丸睾酮的产生,达到去势目的。此类药使用方便、安全,不良反应小。临床常用药物:①亮丙瑞林,3.75 mg,皮下注射,每4周1次。为了减少注射次数,提高治疗依从性,亮丙瑞林 3M DPS(独特双腔预充式注射器)11.25 mg,只需 3 个月注射 1 次,注射更简单,更方便。②诺雷德,3.6 mg,皮下注射,每 4 周 1 次。③曲普瑞林(达菲林),3.75 mg,皮下注射,每4 周1次。

2.抗雄激素药物

(1)氟他胺:能阻止双氢睾酮与雄激素受体结合,治疗反应良好,用量250 mg,3 次/天,口服。但长期应用可引起肝功能损害。

(2)比卡鲁胺(康士得):是新一代抗雄激素药物,该药与雄激素受体的亲和力比氟他胺强 4 倍,用量为 50 mg,2 次/天,口服,药物作用于中枢作用轻微,毒副作用低。

(3)磷酸雌莫司汀(艾去适):适用于晚期前列腺癌,尤其为激素难治性的和在初始治疗中已预示对单纯激素疗效差的患者。初始剂量至少每天 10 mg/kg,应在餐前 1 小时或餐后 2 小时以 1 杯水吞服。牛奶、奶制品及含钙、镁、铝的药物(例如抗酸剂)不能与艾去适同时给药。若在给药后 4～6 周观察无效,应撤药。

目前治疗前列腺癌大多应用最大阻断雄激素方法,即手术切除睾丸＋氟他胺＋LHRH-α 联合应用,以期达到最大疗效。

3.雌激素

雌激素可以抑制睾酮的生成,但不良反应大,特别是对心血管系统的不良反应,常给治疗带来困难,不易坚持应用,常用己烯雌酚,1 mg,口服,3 次/天。

(三)放射治疗

放疗可适用于局部有扩散的前列腺癌,转移淋巴结和转移病灶,尤其适用于激素治疗无效者。放疗可使肿瘤明显缩小,症状明显减轻,但并发症较多。

1.常规外照射

患者仰卧或俯卧位,体模固定,进行常规模拟定位,前列腺照射野采用前后野和两侧四野照射法,盆腔照射野采用前后野和两侧四野照射法。照射剂量为每天 1.8~2 Gy,每周 5 次,每天照射四野。总剂量 65~70 Gy,照射7~8 周。如果做全盆腔照射,照射剂量为 45~50 Gy,照射 5 周。然后缩野照射前列腺,补量 20~25 Gy。前列腺的照射剂量通常不超过 70 Gy。

2.三维适形放疗和调强适形放疗

患者仰卧或俯卧位,在体模固定后行 CT 定位扫描,决定临床放疗野。计划靶区应从肿瘤边缘外放 0.7 cm,但比常规放疗的照射野减少 0.5~0.7 cm,照射 50 Gy 后可以缩小至前列腺区,盆腔淋巴结转移则行盆腔照射,并结合内分泌治疗。

如已出现明显全身骨转移伴有骨痛者,可用唑来膦酸(择泰)4 mg,1 次/月,加入糖水或盐水 100 mL 中静脉滴注,20~30 分钟滴完,3~6 个月为 1 个疗程,有缓解骨痛、改善全身症状的作用,但对生存期无明显延长作用。

(四)化学治疗

前列腺癌化疗目前多主张联合方案,目的是既提高疗效,又减少毒副作用。化疗药单独应用不可能取到满意的疗效,一般作为手术后的辅助治疗,以延长术后患者的生存期,内分泌治疗及放射治疗失败后也可采用化疗。但最近几年来,人们开始重视前列腺癌的化疗,进一步对不同的化学抗癌药的疗效进行了评价,紫杉类药物已成为前列腺癌内分泌治疗失败后的标准一线化疗药物,较传统的含米托蒽醌方案延长了总生存期,进一步增加了骨痛控制率。

1.常用化疗药物

前列腺癌采用的化疗药物包括紫杉类、米托蒽醌、多柔比星、表柔比星(表阿霉素)、雌莫司汀、环磷酰胺、长春瑞滨、顺(卡)铂和氟尿嘧啶等。

2.常用化疗方案

见表 8-4。

表 8-4 前列腺癌常用化疗方案

治疗方案	具体应用	PSA 明显(下降>50%)反应率(%)
单用方案	表柔比星 5 mg/m²,每天 1 次,连续用,21 天为 1 个疗程。休息 1 周,再继续下 1 个疗程。1~6 个疗程,平均 3 个疗程。环磷酰胺 50 mg/d,早晨口服,连续应用,配合应用地塞米松 1 mg/d。治疗时间一般为 9 个月	68

续表

治疗方案		具体应用	PSA 明显（下降 >50%）反应率（%）
联合用药	米托蒽醌为基础	米托蒽醌 12 mg/m²，静脉滴注，第 2 天；雌莫司汀每次 140 mg，每天 3 次，第 1～3 天和第 8～10 天；长春瑞滨 25 mg/m²，静脉滴注，第 2 天和第 9 天。3 周为 1 个疗程	56
		米托蒽醌 12 mg/m²，静脉滴注，第 1 天；酮康唑每次 400 mg，每天 3 次，口服，连续应用；维生素 C 250 mg/d。3 周为 1 个疗程	70
		米托蒽醌 8 mg/m²，静脉滴注，第 1 天；吉西他滨 800 mg/m²，静脉滴注，第 1 天和第 8 天；泼尼松 10 mg，每天 1 次。21 天为 1 个疗程	59
	多西紫杉醇为基础	多西紫杉醇 30 mg/m²，静脉滴注，每周 1 次；雌莫司汀 10 mg/(kg·d)；卡铂 300 mg/m²，静脉滴注，第 1 天。4 周为 1 个疗程，平均 8 个疗程	33.3
		多西紫杉醇 25 mg/m²，静脉滴注，第 1 天、第 8 天；长春瑞滨 20 mg/m²，静脉滴注，第 1 天。21 天为 1 个疗程，平均 7.5 个疗程	47.8
		多西紫杉醇 70 mg/m²，第 2 天，或 35 mg/m²，静脉滴注，第 2 天、9 天；雌莫司汀 280 mg，每天 3 次，第 1～5 天，第 8～12 天；泼尼松 10 mg，每天 1 次。21 天为 1 个疗程，一般 4 个疗程	67
联合用药	EMP为基础	雌莫司汀 140 mg，每天 3 次，第 1～3 天和第 8～10 天；长春瑞滨 50 mg/m²，静脉滴注，第 2 天、第 9 天；下 1 个疗程视情况逐渐增量到 70 mg/m²。28 天为 1 个疗程	17.2
		雌莫司汀 560 mg/d，依托泊苷 100 mg/d，口服。21 天为 1 个疗程，休息 7 天后继续下 1 个疗程	54

3.化疗效果的评估

预测化疗效果的指标：全身情况、治疗前血红蛋白水平、PSA 基线水平、骨转移灶的范围（数量、分布方式）和雄激素维持水平等，最常用的是 PSA。如果 PSA 持续升高或无反应，则患者预后差，存活时间短。目前 PSA 下降标准是 PSA 从化疗前水平下降 >50% 并维持 ≥4 周，预示存活时间较长。PSA 判断时，如果合用抗雄激素药物，要避免抗雄激素物质撤除综合征的影响，这种应用会使 PSA 水平下降，发生率为 30%。同时，还需要结合患者症状、影像学检查、核素扫描来综合判断化疗效果。

第九章

泌尿生殖系统其他疾病

第一节 肾 下 垂

正常肾位于腹膜后,脊柱两旁的浅窝中,肾依靠脂肪囊、肾筋膜、肾蒂血管和腹内压力维持正常的位置。正常肾的位置是肾门对着 L_1、L_2 横突,右侧略低于左侧。立位情况下肾可下降的距离为 $2\sim5$ cm,约相当于一个锥体,活动度超过此范围者即称为肾下垂。肾下垂多发于 $20\sim40$ 岁的青壮年,女性多于男性,好发于右侧,患者多为瘦长体型。少数患者,肾被腹膜包裹而肾蒂松弛,能在腹部较大范围移动,有的跨过中线到对侧腹部,有的可降到下腹部或盆腔,此类肾下垂又称游走肾。

一、病因

(一)体内结缔组织松弛脆弱

肾主要是依靠肾周脂肪中的结缔组织将肾悬吊在肾周筋膜上以在腹膜后维持较高的位置,如果结缔组织脆弱松弛,肾活动度就会增大。肾被肾周筋膜所包围,肾周筋膜在解剖学上下端是开放的,这是引起肾下垂的根本原因。

(二)消瘦

肾周脂肪减少,肾四周的托力降低。

(三)腹腔内压力降低

女性在怀孕分娩后,腹壁肌肉松弛而使腹腔压力降低,引起肾周围组织对肾的支持不力,肾的移动幅度加大,容易诱发肾下垂。

(四)肾窝浅

肾窝越浅对肾衬托力越小。一般右侧肾窝比左侧浅,且在呼吸运动时右肾受肝冲击,故右侧肾下垂较多。

(五)损伤

由高处跌落或者躯体受到剧烈振荡,有时可以导致固定肾的结缔组织撕裂,无法继续维持肾的正常位置而发生肾下垂。

二、临床表现

(一)泌尿系统症状

肾下垂最典型的症状是劳累后或长时间站立后出现患侧腰部疼痛,主要呈钝痛或牵扯痛,而平卧休息后腰痛可以缓解。肾活动幅度增大时因受到挤压而发生血尿,血尿是较常见的症状,有些为镜下和无痛性肉眼血尿。部分患者因输尿管扭曲导致肾积水或尿路感染,大多为尿频、尿急等膀胱刺激症状。偶有下肢水肿等表现。

(二)消化系统症状

由于肾活动时对腹腔神经丛的牵拉常会导致消化道症状,多为腹胀、恶心、呕吐、嗳气等。

(三)神经官能方面的症状

部分患者精神较紧张,伴有失眠、心悸、头晕、乏力、记忆力减退等症状,其发生率约占 1/5。

(四)Dietl 危象

Dietl 危象表现出的症状与肾下垂的程度不一定成正比。典型的症状包括突然发作的剧烈腰部绞痛伴有恶心、呕吐、脉搏增快、蛋白尿、一过性血尿等。这一症状主要由于下垂的肾缺乏周围组织支持引起肾蒂血管和输尿管扭转引起肾积水致肾绞痛。

三、辅助检查

(一)实验室检查

血尿是较常见的症状。

(二)影像学检查

1.静脉尿路造影

造影典型表现包括由卧位改为站立位时肾位置下移 3～5 cm,肾排空延迟或伴有肾盂扩张。

2.B超检查

B超除可以发现站立位时患侧肾下降外,还可见站立时患侧肾的血流减少。

3.同位素肾功能显像

该检查可以明确下垂的肾功能状况,更严格地选择手术病例。

四、治疗原则

肾下垂患者没有任何临床症状或者仅有轻微不适,一般不需要手术治疗。有腰痛、血尿者,应加强腹肌锻炼,增加营养,强壮身体,使用紧束弹力宽腰带或肾托。如感染、血尿、严重肾盂积水、肾下垂合并结石及使用肾托后症状无明显好转,影响工作和生活,合并高血压或同侧肾功能受损,应考虑手术治疗。手术的目的是松解肾盂和输尿管上段,矫治引起尿路梗阻的病变,将肾固定于正常解剖位置,并保持尿路通畅。手术方式包括肾固定术和腹腔镜肾下垂固定术,无论开放手术还是腹腔镜肾固定术,术后患者均有可能会复发,因此应慎重决定手术。手术基本方法是将肾包膜固定于腰肌或肋骨上,或将肾周筋膜缝于腰肌,托起肾。

第二节 精索静脉曲张

精索静脉曲张是精索内蔓状静脉丛异常伸长、扩张和迂曲。精索静脉曲张是男性常见病,发病率约为 15%,10 岁以下儿童较少见,10 岁以上随着年龄增长发病率逐渐增高,多见于 20～30 岁的青壮年。临床以左侧发病较多,双侧者达 40%,单纯右侧极少见。

一、病因

(一)原发性精索静脉曲张

精索内静脉瓣不健全、静脉丛壁的平滑肌或弹力纤维缺乏、周围结缔组织薄弱或提睾肌发育不良等易致静脉内压力增加,血液回流受阻而发生精索静脉曲张。

(二)继发性精索静脉曲张

腹腔或腹膜后肿瘤,尤其是肾肿瘤压迫精索内静脉,可能发生肾静脉和下腔静脉瘤栓,使静脉回流受阻,可引起继发性精索静脉曲张。肾积水和异位血管的压迫也可引起继发性精索静脉曲张。左侧较右侧长 8～10 cm,左侧精索静脉以直角进入肾静脉有关,也可能是静脉瓣膜不全、肾静脉血栓或其他腹膜后肿瘤压迫所致。严重的精索静脉曲张,同侧阴囊内温度升高,睾丸发生病理生理改变,是成人男性生育力低下的原因。

二、临床表现

(一)原发性精索静脉曲张

精索静脉曲张如病变较轻,一般多无症状,仅在体检时发现。病变严重站立时患侧阴囊肿大,有时伴局部坠胀、隐痛,可向同侧腰部、下腰部、腹股沟及会阴部放射,步行、站立过久或劳累后症状加重,平卧或休息后症状可减轻或消失,但再次站立后该团块又会出现或增大。

(二)继发性精索静脉曲张

继发性主要症状同原发性精索静脉曲张,但在平卧或休息后,静脉曲张未见减轻。

精索静脉曲张可分为 3 度。1 度:站立平静呼吸时看不到曲张的静脉,触诊不明显,但 Valsalva 试验时可显现曲张的静脉;2 度:站立时无明显的外观异常,触诊可及曲张的静脉,平卧后迅速消失;3 度:阴囊表面可见曲张静脉如蚯蚓团状,触诊明显,平卧后消失缓慢。由于精索静脉扩展淤血,局部温度升高,睾丸内二氧化碳蓄积,影响睾丸内的生精功能。因此,精索静脉曲张是男性不育诸多因素之一。

三、诊断要点

(1)阴囊呈现典型的蚯蚓袋样,触之如弯曲索状物。

(2)若阴囊和阴茎同时也有静脉曲张,意味着有通向股静脉的曲张静脉。

(3)平卧静脉曲张症状明显减轻,为原发性精索静脉曲张,不减轻者则需进一步检查原因。

精索静脉曲张主要的辅助检查有多普勒超声,放射性核素阴囊血池扫描和选择性肾静脉及精索内静脉造影等。

四、治疗原则

(一)非手术治疗

无症状或症状较轻的精索静脉曲张可试行非手术治疗,包括避免过度性生活、局部冷敷、使用阴囊托带或穿紧身内裤,降低睾丸温度,减少盆腔及会阴部充血。

(二)手术治疗

经非手术治疗症状不缓解、症状严重、曲张明显或合并不育者,应考虑手术治疗。手术可改善局部坠胀症状,部分术后患者可改善精子质量,恢复生育能力,手术治疗是目前最有效的治疗方法。由于精索静脉曲张发病者的年龄越大,病程越长,睾丸损害就越重,因此儿童期3度精索静脉曲张的患者应尽早进行手术,以免影响生育功能。

第三节 鞘 膜 积 液

鞘膜腔内积聚的液体过多而形成囊肿者,称为鞘膜积液,包括睾丸鞘膜积液、精索鞘膜积液等。

一、病因

鞘膜积液的病因可分为原发和继发2种。

(一)原发鞘膜积液

鞘膜积液无明显诱因,病程缓慢,可能与创伤和炎症有关。

(二)继发鞘膜积液

鞘膜积液由原发病引起,如精索炎、睾丸炎、附睾炎以及继发于高热、心力衰竭、腹水等全身症状,表现为急性鞘膜积液。

二、分类

根据鞘膜积液所在的部位以及鞘状突是否闭锁,将鞘膜积液分为以下类型。

(一)睾丸鞘膜积液

睾丸鞘膜积液最常见,鞘状突闭合正常,但睾丸鞘膜腔内有较多浆液集聚,呈梨形或卵圆形,睾丸位于积液中央,体检时不易被触及。

(二)精索鞘膜积液

鞘状突两端闭合,而精索段的鞘状突未闭合而形成的囊性积液,积液与腹腔、睾丸鞘膜囊都不相通。囊肿沿精索而生长，呈卵圆形或梭形，多囊时可呈哑铃形，若牵拉同侧睾丸，可见囊肿随之移动。

(三)混合型

睾丸、精索积液均存在，可并发腹股沟斜疝或睾丸未降等异常。

(四)交通性鞘膜积液

未闭的精索鞘状突较粗，与腹腔相通。大的鞘状突通道可有肠管、大网膜进入而合并腹股沟斜疝。鞘膜积液肿块的大小可随体位的变动而变化，变化的速度与鞘状突通道的粗细程度有关。

(五)婴儿型鞘膜积液

少部分新生儿出生时有鞘膜积液，鞘状突在内环处闭合，而精索处未闭合，精索段和睾丸段相通，与腹腔不相通，呈一体性梨形鞘膜积液，多数随鞘状突的逐渐闭合而消退。

三、临床表现

单侧鞘膜积液多见，表现为阴囊或腹股沟囊性肿块，呈慢性、无痛性增大。积液量较少时，一般无不适感，但随着积液增多，囊肿增大，张力增大，可有下坠感、胀痛或轻度牵扯痛。巨大睾丸鞘膜积液时，阴茎缩入包皮内，影响排尿及性生活，亦影响行走和劳动。如有较粗通道的未闭鞘状突存在时，肿块会在长时间平卧后缩小。

四、诊断要点

睾丸鞘膜积液呈梨形或卵圆形，肿块悬垂于阴囊底部，表面光滑，有弹性和囊性感，无压痛，体积大的积液睾丸和附睾触摸不清，巨大鞘膜积液因阴囊极度增大可使阴茎回缩。

精索鞘膜积液常位于腹股沟或睾丸上方，以及一般较小，积液的鞘膜囊与睾丸有明显分界。交通性鞘膜积液，立位时阴囊肿大，卧位时积液流入腹腔，鞘膜囊缩小或消失，睾丸可触及。

五、辅助检查

(一)透光试验

透光试验即在暗室内用黑色纸筒罩于阴囊，手电筒由阴囊肿物下方向上照时，积液有透光性为透光试验阳性。若积液为脓性、血性或乳性，则透光试验为阴性。

(二)B超检查

超声呈液性暗区,有助于与睾丸肿瘤和腹股沟斜疝等鉴别。

六、治疗原则

(一)非手术治疗

成人的睾丸鞘膜积液,如积液量少,无任何症状,不需手术治疗。因全身疾病引起的积液,当全身疾病痊愈后,积液可逐渐被吸收。急性炎症引起的积液和外伤性积液在急性期需卧床休息,使用阴囊托带抬高阴囊,积液可以自行消退,如胀痛剧烈可穿刺抽液减压,解除疼痛,并便于摸清阴囊内容情况,以确定诊断。由于抽液可以减少鞘膜囊内积液量,防止张力过大影响睾丸的发育,因此穿刺抽液亦可用于婴幼儿积液较明显,张力大不能自行吸收者。

(二)手术治疗

主要手术方式有以下几种。

(1)鞘膜开窗术:手术简单、创伤小,但如果切除较少,窗口可再度被堵塞,致鞘膜积液再次复发。

(2)鞘膜翻转术:常用的临床手术方式,手术简单,效果好,但不适用于鞘膜明显增厚者。术中仔细止血,术后注意引流、加压包扎、防止感染和血肿。

(3)鞘膜切除术:也是常用的临床手术方式,术中鞘膜创缘充分缝合止血,防止术后血肿的形成。

(4)折叠术:适用于鞘膜较薄,中等积液,非多房性者。

(5)精索鞘膜积液可做鞘状突高位切断及结扎术,鞘膜开窗或切除创缘宜敞开固定于两旁组织上,避免复发。

(6)交通性鞘膜积液可做鞘状突高位切断及结扎术,同时行鞘膜翻转术或鞘膜切除术。

(7)小儿的鞘膜积液多因鞘状突未闭引起,手术行鞘状突高位切断及结扎术。

(8)做疝修补或其他阴囊手术的患者应考虑同时行鞘膜手术。防止术后继发积液。

第四节 肾血管性高血压

肾血管性高血压是指肾动脉有严重的狭窄性病变,造成肾灌注压下降,使受累肾血流量减少和肾缺血,引起肾的尿生成和内分泌功能异常,终而导致高血压的疾病。这类高血压可在修补血管病变后或者切除病变肾后而缓解,肾血管性高血压占所有高血压病例的 5%～10%。

一、病因

引起肾血管性高血压的原因主要有 3 种情况:动脉粥样硬化、纤维肌性发育异常和多发性大动脉炎。

(一)动脉粥样硬化

在欧美国家,动脉粥样硬化很常见,约 70% 的肾血管性高血压与之有关。动脉粥样硬化大多数为 50 岁以上男性,这种疾病可能局限于肾动脉,但更常见的是全身动脉粥样硬化,病变可累及脑血管、冠状动脉、腹主动脉和下肢血管。

(二)纤维肌性发育异常

纤维肌性发育异常是第 2 位常见的病因,占所有肾血管性高血压患者的 1/4～1/3。原发内膜纤维组织增生好发于儿童和青年,以内弹性层被胶原沉积为特征,中层及外膜下纤维增生常见于青年,以女性为多,中层纤维增生是最常见的纤维病变,常累及双肾动脉,但也可能累及其他血管如颈动脉、髂动脉和肠系膜动脉。

(三)多发性大动脉炎

在我国多发性大动脉炎比纤维肌性发育异常更为常见。多发性大动脉炎多见于青年女性,病变主要在主动脉,累及一侧或双侧肾动脉,位于肾动脉开口处。以动脉中层呈弥散性肉芽肿样增生,弹力纤维破坏或断裂为其主要病理变化。

(四)其他

先天性肾动脉异常、急性肾梗死、移植肾排异、肾动脉瘤、肾动-静脉瘘、放射性动脉炎等也可导致肾血管性高血压,但比较少见。

二、病理生理

肾素-血管紧张素-醛固酮系统(尤其低血压时)对于维持动脉血压和细胞外

液容量有着重要作用。其病理生理机制主要是当肾动脉狭窄到一定的严重程度，影响到肾脏血流量，导致肾缺血，由于肾缺血可以刺激肾小球旁体结构的近球细胞和致密斑，促进球旁细胞释放肾素，进一步激活肾素-血管紧张素-醛固酮系统，血管紧张素Ⅱ是一种通过升高外周血管阻力从而升高血压的强效血管收缩药，而且血管紧张素Ⅱ产生广泛多样的对血管和肾的即刻和延迟作用和刺激肾上腺皮质产生醛固酮，进而直接刺激钠的重吸收，促进机体的水、钠潴留，故肾素及容量因素均参与了肾血管性高血压的发生，因此该类患者容易出现难治性高血压，需要多种类型降压药治疗。另外，交感神经系统激活也参与了高血压的发生。

三、临床表现

高血压突然发病和持续时间长短常和肾血管高血压相关，它们可能同样与治疗后更容易痊愈相关。常见症状有头痛、头晕、心悸、胸闷、视力减退、恶心、呕吐等。发病特点：①青年发病常在 30 岁以前，以女性为多；老年发病常在 50 岁以后，以男性为多；②高血压突然加重、以前轻度或易控制的高血压突然变得难以控制或高血压突然发作，病程短或发展快，多发性大动脉炎患者一般无高血压家族史；③同时使用 2~3 种降压药物后高血压可能仍然难以得到控制，ACEI 或 ARB 用量稍大又易造成血压剧降，出现急性肾损害；④出现肾缺血性损害时，尿液改变轻微，肾小管功能损害早于肾小球损害；⑤腰背部及腹部可有疼痛，约半数以上病例听到上腹部血管杂音。另外，高血压伴发肺水肿发作，并有全身性的粥样硬化性疾病的证据或肾功能逐渐受损提示肾血管性高血压的可能。

体格检查时，提示肾血管性高血压的线索包括严重的高血压、严重的高血性视网膜病（Ⅲ级或Ⅳ级）、上腹部杂音（包括收缩期和舒张期的双相杂音）。

四、辅助检查

（一）多普勒超声检查

肾动脉多普勒超声是一种非侵入性并能够提供解剖信息的检查，是目前诊断肾动脉狭窄最常用的筛查方法。

（二）CT 血管成像

CT 血管成像尤其适用于肾动脉近段的狭窄。但是螺旋 CT 不具备确定肾动脉主干远端病变的能力，并且一次操作需要大量的碘化造影剂。

（三）磁共振血管成像

磁共振血管成像诊断肾动脉狭窄的敏感性和特异性均高，可以评估肾的大小和功能(如个体的肾血流和肾小球滤过率),由于不用碘造影剂,对碘过敏者有特殊意义,也适用于肾功能不全的患者。

(四)动脉血管造影

血管造影是肾动脉狭窄诊断的"金标准",它可反映肾动脉狭窄的部位、范围、程度、病变性质、远端血流情况及侧支循环。但是,血管造影是一项有创性检查,因此它不适宜作为怀疑有肾动脉狭窄患者的初步筛查方法。

(五)数字减影血管造影

该检查是目前最常用的技术,虽然空间解析度不如传统造影,但是相差解析度是有优势的,可以看到小的动静脉瘘,小的肿瘤血管和微小的动脉出血。该检查对肾功能没有影响,因此对于肾功能不全的患者是一个理想的选择。

(六)血浆肾素活性测定

使用放射免疫技术测定外周血浆肾素的活性,出现明显增高者约 80% 为肾血管性高血压。也可经皮穿刺股静脉插入导管取血,测定两侧肾静脉血的肾素活性,评估手术后效果。

(七)药物试验

临床上常做血管紧张素阻滞试验,但由于该试验的低灵敏度使它不能作为肾血管性高血压的筛查试验,而主要用来排除肾血管性高血压,适用于临床上需要排除此类疾病的患者。

五、治疗原则

肾血管性高血压以介入治疗和手术治疗为主,但有全身血管病变者疗效不佳。继发于纤维增生不良的肾血管性高血压患者,通过血管造影发现病变的类型和相应发展过程来指导治疗方案的确定。

(一)经皮腔内血管成形术

手术主要过程为经股动脉插入带囊导管,再行肾动脉选择性插管,实施血管成形术,胀大囊袋以扩张狭窄部位。

(二)经皮血管内支架置放术

动脉支架是一种放射学可显影的、可扩张的金属线圈管,被广泛地应用于外周血管,支架可以从传输导管挤出的同时自动撑开(自动撑开型)。

(三)外科血管成形术

当肾动脉疾病需要做外科血管成形术时,准确掌握患者基本的内科情况非常重要。因为它是术后患者死亡的首要原因,所以如有动脉粥样硬化性肾血管疾病的患者,术前评价应该包括全面的冠状动脉疾病的检查。

(四)自体肾移植

通过手术将患肾移植至同侧髂窝,肾动脉与髂内动脉对端吻合,肾静脉与髂总静脉或髂外静脉端侧吻合,不切断输尿管。自体肾移植主要适用于大动脉炎引起的腹主动脉-肾动脉开口处狭窄,不适用于腹主动脉有严重病变者,禁忌用于肾动脉全程狭窄、萎缩或发育不全的肾。

(五)肾切除术

肾动脉狭窄可使患肾功能受损,在严重高血压时可对两肾都有影响,当患肾萎缩小于健肾 1/2 以上,或功能严重丧失,而对侧肾大小正常功能良好的患者,可考虑切除患肾。

参 考 文 献

[1] 付海柱.泌尿外科临床医学[M].昆明:云南科技出版社,2020.

[2] 刘志宇.泌尿外科微创诊疗技术[M].郑州:河南科学技术出版社,2018.

[3] 诸靖宇.泌尿外科常见病诊疗精粹[M].天津:天津科学技术出版社,2020.

[4] 李沙丹.泌尿外科常见疾病诊疗技巧[M].南昌:江西科学技术出版社,2019.

[5] 蔡平昌.现代泌尿外科诊疗实践[M].昆明:云南科学技术出版社,2020.

[6] 周祥福,湛海伦.泌尿外科图像解剖与诊断[M].广州:广东科技出版社,2018.

[7] 田河.泌尿外科手术及肿瘤微创治疗[M].北京:科学技术文献出版社,2018.

[8] 田野.泌尿系统疾病外科诊疗实践[M].北京:科学技术文献出版社,2020.

[9] 张旭.泌尿外科临床路径[M].北京:人民军医出版社,2018.

[10] 张士刚.泌尿外科基础与临床[M].天津:天津科学技术出版社,2019.

[11] 岳栋.泌尿外科诊断与处理要点[M].武汉:湖北科学技术出版社,2018.

[12] 杨百志.临床泌尿外科诊疗技术[M].北京/西安:世界图书出版公司,2017.

[13] 刘发刚.现代泌尿外科疾病诊疗学[M].哈尔滨:黑龙江科学技术出版社,
    2019.

[14] 韩献成.泌尿外科专科诊疗学[M].哈尔滨:黑龙江科学技术出版社,2018.

[15] 苏泽轩,邱剑光.泌尿外科临床解剖学[M].济南:山东科学技术出版社,
    2019.

[16] 薄文恒.临床泌尿外科常见病诊疗方案[M].昆明:云南科技出版社,2018.

[17] 张立晨.新编外科学[M].长春:吉林大学出版社,2020.

[18] 陈放.实用临床泌尿外科疾病诊疗学[M].长春:吉林科学技术出版社,2018.

[19] 刘冬健.泌尿外科诊断与手术指导[M].湖北科学技术出版社,2019.

[20] 李文东.现代临床外科学新进展[M].北京:金盾出版社,2020.

[21] 孙国华.泌尿外科常见疾病诊治精要[M].北京:科学技术文献出版社,2018.

[22] 李培华.精编临床泌尿外科新进展[M].哈尔滨:黑龙江科学技术出版社,2019.

[23] 李欣,王勇,石华.现代泌尿外科综合治疗学[M].天津:天津科学技术出版社,2018.

[24] 刘经纬.泌尿外科常见病治疗及微创应用[M].福州:福建科学技术出版社,2019.

[25] 黄伟.临床常见泌尿系统疾病诊治精粹[M].北京:中国纺织出版社,2018.

[26] 栾杰,何平胜,黄小七.现代临床泌尿外科疾病诊断与治疗[M].开封:河南大学出版社,2019.

[27] 李征.泌尿外科常见病治疗及微创应用[M].北京:科学技术文献出版社,2020.

[28] 李学松,王刚,张骞.泌尿外科病例精粹[M].北京:北京大学医学出版社,2017.

[29] 于德新.泌尿外科腹腔镜手术临床实践[M].合肥:安徽科学技术出版社,2019.

[30] 郭俊生.现代泌尿外科疾病手术实践[M].沈阳:沈阳出版社,2019.

[31] 晏继银,郑航.泌尿外科常见病诊疗图解[M].武汉:湖北科学技术出版社,2020.

[32] 李际涛.泌尿外科手术治疗技术[M].上海:上海世界图书出版公司,2017.

[33] 杨凯.泌尿外科诊治与进展[M].长春:吉林科学技术出版社,2019.

[34] 张长胜.泌尿外科临床诊治精要[M].北京/西安:世界图书出版公司,2017.

[35] 徐迪.小儿泌尿外科疾病诊疗指南[M].福州:福建科学技术出版社,2020.

[36] 张建民.两种肾部分切除术治疗肾肿瘤的效果对比[J].当代医药论丛,2020,18(7):103-104.

[37] 郝春生.尿道下裂合并小阴茎及小龟头的治疗策略[J].临床小儿外科杂志,2017,16(3):219-221.

[38] 柴桂平.多层螺旋CT平扫在泌尿系结核诊断中的价值[J].基层医学论坛,2019,23(7):995-996.

[39] 陈小琳,慕婷,雷洁.血肾损伤分子1与β2微球蛋白浓度在妊娠期高血压并发早期肾损伤的诊断价值[J].中国综合临床,2020,36(3):263-266.

[40] 张旭辉,刘凡,秦琪琪,等.改良尿道冲洗降低闭合性球部尿道损伤患者尿道狭窄的疗效观察[J].中国医师进修杂志,2020,43(5):385-388.